主编 赵颖 王宝林 尹波 吴俊华

皮肤病综合诊疗精要

PIFUBING ZONGHE ZHENLIAO JINGYAO

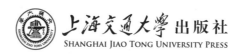

上海交通大学 出版社
SHANGHAI JIAO TONG UNIVERSITY PRESS

内容提要

本书从不同角度详细介绍了细菌性、真菌性、病毒性、色素障碍性等皮肤病的发生、发展、病因及发病机制、临床表现、诊断与鉴别诊断、治疗与预防等诸多内容，全书秉承"科学、实用、精练"的原则，理论与实践并重，简明实用、内容丰富、资料新颖，适合皮肤科医务工作者和各基层医师和医务工作者学习使用。

图书在版编目（CIP）数据

皮肤病综合诊疗精要 / 赵颖等主编. --上海 ： 上海交通大学出版社，2023.12

ISBN 978-7-313-29918-5

Ⅰ．①皮… Ⅱ．①赵… Ⅲ．①皮肤病－诊疗 Ⅳ．①R751

中国国家版本馆CIP数据核字（2023）第224237号

皮肤病综合诊疗精要
PIFUBING ZONGHE ZHENLIAO JINGYAO

主　　编：赵　颖　王宝林　尹　波　吴俊华

出版发行：上海交通大学出版社　　　　　　地　　址：上海市番禺路951号

邮政编码：200030　　　　　　　　　　　　电　　话：021-64071208

印　　制：广东虎彩云印刷有限公司

开　　本：710mm×1000mm　1/16　　　　经　　销：全国新华书店

字　　数：227千字　　　　　　　　　　　　印　　张：13

版　　次：2023年12月第1版　　　　　　　插　　页：2

书　　号：ISBN 978-7-313-29918-5　　　　印　　次：2023年12月第1次印刷

定　　价：198.00元

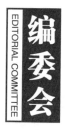

主　编

赵　颖　王宝林　尹　波　吴俊华

副主编

郭　琳　吴晓霞　许兆毅

编　委（按姓氏笔画排序）

王宝林（山东省枣庄市立医院）

方　勇（湖北医药学院附属十堰市人民医院）

尹　波（山东省胶州市中医医院）

田　波（湖北医药学院附属十堰市人民医院）

许　雪（湖北医药学院附属十堰市人民医院）

许兆毅（北京市怀柔区中医医院）

李姝文（山东省枣庄市皮肤病性病防治院）

吴俊华（广东省深圳市宝安区中医院）

吴晓霞（湖北省兴山县人民医院）

张　莹（山东省邹平市人民医院）

张　魁（江苏省苏州美贝尔医疗美容医院）

张玉文（山东省东明县人民医院）

赵　颖（山东中医药大学附属医院）

钟金汝（湖南省永州市中心医院）

郭　琳（上海市长宁区妇幼保健院）

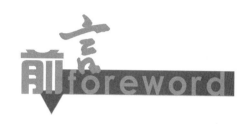

前言 foreword

　　皮肤是人体最大的器官,也是保护机体内环境稳定的第一道屏障。皮肤病是各种累及皮肤及其附属器官(包括毛发和甲)的疾病,种类繁多,如感染性皮肤病(细菌、真菌、病毒感染,节肢动物感染)、性传播疾病、红斑丘疹鳞屑性皮肤病、结缔组织病、物理性皮肤病等。随着对外交往的频繁,人口流动的增加,以及心理、生物等多种因素的影响,皮肤病的发病率呈现逐年上升的趋势,皮肤科所涉及的学术领域日益扩大,疾病表现形式日趋多样,不少病种临床表现缺乏特异性,容易误诊误治。因此早诊断、早治疗,避免误诊,减少一些疾病的死亡率以及提高医疗质量,促使患者早日康复尤为重要。在这种形式下,要真正成为一名顶级的皮肤性病科从业医师,不仅要有高度的责任心与高尚的医德,还必须具备精湛的诊疗技术,而这些技术的获得一定来源于对知识不间断地学习、更新和临床实践的积累与总结。为了及时普及最新的研究治疗成果,丰富皮肤性病科临床医师的治疗技术与手段,编者们总结了自身多年临床工作经验,参考了大量最新文献资料,编写了《皮肤病综合诊疗精要》一书。

　　本书从不同角度、不同侧面详细介绍了细菌性、真菌性、病毒性、色素障碍性等皮肤病的发生、发展、病因及发病机制、临床表现、诊断与鉴别诊断、治疗与预防等诸多内容,使读者对皮肤病具有一个系统的认识。全书紧扣临床、简明实用、内容丰富、资料新颖,对于皮肤科医务工作者处理相关问题具有一定的参考价值，也可作为各基层医师和医务工作者学习之用。

本书秉承"科学、实用、精练"的原则，理论与实践并重，汇集近年来皮肤病学的发展成果，涵盖了常见皮肤疾病的先进治疗理论、治疗方法，是一部内容比较全面的皮肤科专业著作。因编者的水平有限，且现代医学的发展日新月异，书中难免有缺憾甚或错误之处，期望广大读者批评指正。

《皮肤病综合诊疗精要》编委会

2023 年 2 月

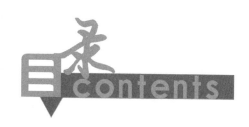

第一章

细菌性皮肤病

第一节 毛 囊 炎

毛囊炎为金黄色葡萄球菌所引起的红色毛囊丘疹,顶端迅速化脓,周围绕以红晕。

一、临床表现

本病成年人多见。好发于头部、颈项部、臀部、外阴部等。轻度痒痛,皮损初发时为针头大红色毛囊性丘疹,逐渐变成粟粒大脓疱,中心有毛发贯穿,周围有炎性红晕。脓疱破溃后,排出少量脓血,结成黄痂,痂脱即愈,不留瘢痕,但易复发。特殊类型有:①慢性毛囊炎。②秃发性毛囊炎,发于头皮愈后遗留毛发脱落及瘢痕。③须疮,发于胡须部。④瘢痕疙瘩性毛囊炎,发于项部,呈乳头状增生或形成瘢痕硬节。

二、诊断

毛囊炎为浅表毛囊性脓疱,炎症较轻,浸润不深。

三、鉴别诊断

(一)痈

痈表面有多个蜂窝状脓栓,局部红肿更为显著,疼痛剧烈,全身症状明显。

(二)痱疖

痱疖亦称假性疖病,是汗腺化脓感染,常与红痱同时存在。好发于小儿头皮等处,似疖肿,但无脓栓,浸润比较局限,且局部疼痛与周围炎症均不明显。

四、治疗

(一)全身治疗

(1)注意皮肤清洁,增强机体抵抗力。积极治疗瘙痒性皮肤病及全身慢性疾病,如糖尿病等。

(2)酌情选用对致病菌敏感性高的抗生素,如新型青霉素Ⅱ,或头孢菌素、泰利必妥等。对顽固性患者可注射丙种球蛋白、自家菌苗或多价葡萄球菌菌苗。

(3)中医药治疗可选用五味消毒饮及黄连解毒汤等加减。

(二)局部治疗

局部外涂 2%碘酊、聚维酮碘液、2%水杨酸、2%氯霉素酊、硫黄洗剂、2%莫匹罗星软膏等。

(三)物理疗法

可酌情选用紫外线、红外线、超短波、透热疗法等治疗。

第二节 疖 与 疖 病

疖为葡萄球菌所致的深部毛囊炎和毛囊周围的化脓性炎症。疖的炎症范围较深而大。多发及反复发作者称为疖病。病原菌主要为金黄色葡萄球菌。

一、临床表现

疖好发于颜面、颈项部及臀部,皮损初发为位于毛囊的圆形炎症丘疹或小结节,伴有红、肿、热、痛的红色硬节,基底浸润明显。数天后结节中央坏死变软,顶部出现黄白色点状脓栓,脓栓脱落,排出血性脓液及坏死组织,炎症逐渐消退结疤而愈。重者可伴有畏寒、发热及全身不适等。附近淋巴结常肿大,甚至引起脓毒血症或败血症。面部疖不能挤压,因此处血管、淋巴管直接与颅内海绵窦相通,如挤捏,可引起海绵窦化脓性血栓性静脉炎或脑脓肿,可导致死亡。

二、诊断

疖的炎症浸润较深而大,局部红、肿、热、痛明显,中央有脓栓,易于诊断。

三、鉴别诊断

疖应与下列疾病鉴别。

（一）痈

表面有多个蜂窝状脓栓,局部红肿更为显著,疼痛剧烈,全身症状明显。

（二）痱疖

痱疖亦称假性疖病,系汗腺化脓感染,常与红痱同时存在。好发于小儿头皮等处,似疖肿,但无脓栓,浸润比较局限,且局部疼痛与周围炎症均不如疖明显。

四、治疗

（一）全身治疗

(1)注意皮肤清洁,增强机体抵抗力。积极治疗瘙痒性皮肤病及全身慢性疾病,如糖尿病等。

(2)酌情选用对致病菌敏感性高的抗生素,如新型青霉素Ⅱ,或头孢菌素、泰利必妥等。对顽固性患者可注射丙种球蛋白、自家菌苗或多价葡萄球菌菌苗。

(3)中医药治疗可选用五味消毒饮及黄连解毒汤等加减。

（二）局部治疗

早期未化脓者,可局部热敷或外涂 3％碘酊、复方新霉素软膏,如已化脓,应切开排脓引流。

（三）物理疗法

可酌情选用紫外线、红外线、超短波、透热疗法等治疗。

第三节　痈

痈为多个毛囊及毛囊周围急性化脓性炎症,亦可累及下面结缔组织,在脂肪组织中蔓延,脓液被皮下纤维组织间隔,而在皮肤上穿出多个脓头,因此痈的范围和症状均比疖严重。

病原菌为金黄色葡萄球菌。常见于身体比较衰弱的患者。营养不良、糖尿病、肾炎或患严重的全身性皮肤病如剥脱性皮炎、天疱疮而长期使用大剂量的皮质类固醇者容易罹患本病。

一、临床要点

（一）好发年龄

本病多发生于成年男性。

（二）好发部位

本病好发于颈、背、肩、腹壁及唇部等处。

（三）皮损特征

初起为毛囊及其周围炎症性硬块，红、肿、痛、热，表面紧张发亮，以后逐渐扩大，直径可达10 cm或更大，严重者甚至可占据半个背部。5～7天后开始化脓，中央区皮肤坏死，形成多个脓头。脓液黏稠，脓栓脱落后留下多个带有脓性基底的多个溃疡，状如蜂窝，愈后留下一大片瘢痕。附近淋巴结肿大。

（四）唇痈

发生于唇者称唇痈，口唇极度肿胀，张口困难，容易发展为全身感染。

（五）血常规

白细胞及中性粒细胞计数明显升高。

（六）全身症状

本病可有畏寒、高热、头痛、食欲缺乏等全身不适症状。严重者可因败血症而危及生命。

二、诊断及鉴别诊断

根据皮损有明显的炎症浸润，有多个脓灶开口，自觉疼痛，全身症状明显，不难诊断。

三、药物治疗

抗生素治疗，与疖同。早期给予足量的抗生素，根据细菌培养和药敏试验结果，选用敏感抗生素。一般首选半合成耐青霉素酶的新青霉素，如苯唑西林钠，口服、肌内注射或静脉给药，8～12 g/d，分3～4次给药，儿童160～200 mg/(kg·d)，分3～4次给药。或氯唑西林钠6～8 g/d，分3～4次静脉给药，药物浓度为2%，静脉注射速率1～2 g/h。若青霉素过敏可用红霉素、克拉霉素、罗红霉素、交沙霉素、阿奇霉素。对反复多发患者可联合应用利福平治疗。

四、其他治疗

（1）早期与疖同。如范围较大，脓头虽穿破而仍引流不畅者需手术切开引流。手术在全麻下进行，在患部做"＋"或"＋＋"切口，切口长度应达到病损边缘，深达深筋膜，剪去坏死组织，创口内置高渗盐水纱布或庆大霉素纱条，外加包扎，以后定期更换敷料。病损面积大者，待肉芽组织生长后再行植皮。

（2）唇痈切忌切开引流。

第四节 蜂 窝 织 炎

蜂窝织炎是广泛的皮肤和皮下组织急性弥漫性化脓性炎症。

一、病因及发病机制

常见病原菌为溶血性链球菌和金黄色葡萄球菌,少数可由流感杆菌、肺炎链球菌、大肠杆菌等引起。原发性者细菌通过皮肤小的损伤侵入皮下;继发性者通过其他局部化脓性感染直接扩散而来,或由淋巴、血行感染所致。化学物质直接注入皮内也可导致急性蜂窝织炎。

二、临床表现

本病好发于四肢、颜面、外阴及肛周等部位。皮损初起为弥漫性浸润性水肿性红斑,境界不清,有显著的凹陷性水肿,皮损中央红肿明显,严重者可发生水疱和深在性脓肿及组织坏死,局部皮温高,疼痛及触痛明显。皮损中心组织逐渐溶解软化而出现波动感,破溃后排出脓液及坏死组织,形成溃疡,经2周左右形成瘢痕而愈。也有不破溃者,可自行吸收消散。可伴有高热、寒战、全身不适等症状。常伴有淋巴管炎,淋巴结炎,重者可并发坏疽、转移性脓肿及败血症。

慢性蜂窝织炎常呈板样硬化,色素沉着或潮红,灼热疼痛不明显,可有皮肤萎缩,颇似硬皮病。

三、组织病理

真皮及皮下组织可见广泛的急性化脓性炎症改变,浸润细胞主要是中性粒细胞、淋巴细胞,血管及淋巴管扩张,有时可见血管栓塞。皮肤附属器被破坏。后期可见由成纤维细胞、组织细胞及巨细胞形成的肉芽肿。

四、诊断与鉴别诊断

根据境界不清的浸润性红肿,有疼痛及触痛,中心可软化、波动、破溃等特点可以诊断。应与下列疾病鉴别。

(一)接触性皮炎

有明确接触史,皮损境界清楚,自觉瘙痒,多无全身症状,白细胞总数不高。

(二)丹毒

皮损鲜红色,境界清楚,表面肿胀,中央较轻,边缘较重,可发生水疱,但不化脓。

五、防治

(一)加强营养及支持疗法

卧床休息,抬高患肢,给予止痛、退热等。

(二)全身治疗

给予大剂量抗生素,可选用青霉素类或头孢菌素类,必要时根据药敏试验结果选择敏感抗生素。

(三)局部治疗

50%硫酸镁溶液热湿敷,紫外线或超短波治疗,局部形成脓肿时可切开引流。

第五节 脓 疱 疮

脓疱疮亦称接触传染性脓疱疮。中医称黄水疮、滴脓疮。脓疱疮多发生在夏秋季,常由化脓性球菌引起,在暴露部位出现原发皮疹,皮疹为水疱、丘疱疹,继发脓疱,易破溃覆以脓痂,传染性很强,是一种急性炎症性皮肤病,本病易于治愈,不留瘢痕,局部可遗留暂时性色素沉着。

一、病因和发病机制

本病的病原菌绝大多数为金黄色葡萄球菌,少数由链球菌引起,亦可由两种细菌混合感染,极少数由其他细菌如表皮葡萄球菌、枯草杆菌等所致。

二、临床表现

本病好发于2～7岁儿童,成人少见。皮损初发于暴露部位,如头面、手及小腿(图1-1,图1-2,图1-3,图1-4),由于致病菌不同,临床表现亦各有特点。

由金黄色葡萄球菌引起的脓疱病,称大疱性脓疱疮。初为少数散发的鲜红色丘疹或水疱,米粒至黄豆大小,可迅速增大化脓。或开始即为脓疱,脓疱丰满紧张,数天后松弛,疱周有炎性红晕、由于体位关系,脓液沉积于疱底部,呈半月状坠积性脓疱。自觉发痒,容易破裂,疱破后露出鲜红色糜烂面,上覆或多或少的脓液,干燥后结成蜜黄色或灰黄色厚痂,邻近的损害倾向融合,使痂皮互相连接,有的中央部好转,边缘部有新的水疱或脓疱,形成指盖或更大的环状或连环状,称为环状脓疱病。

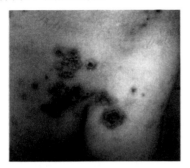

图 1-1　脓疱疮(一)

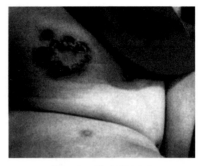

图 1-2　脓疱疮(二)

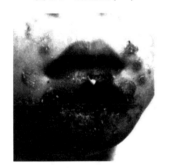

图 1-3　脓疱疮(三)

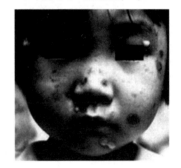

图 1-4　脓疱疮(四)

由溶血性链球菌或与金黄色葡萄球菌混合感染引起的脓疱疮,称寻常性脓疱疮,初起损害为红斑,迅速发生壁薄的水疱、脓疱,周围有明显的红晕,易破溃,结蜜黄色痂。脓疱经 6～7 天可渐消退,但因搔抓及分泌物的流溢,不断地把细菌带到其他部位,以致新的损害接连发生,周围不断有新疹出现,与邻近皮损互相融合。往往绵延数周至数月,个别病例病期竟达数年。痊愈后不留瘢痕,有时继发湿疹样变,称为湿疹样脓疱病。

少数患者鼻腔、唇、口腔、舌部黏膜及躯干亦可被侵及。重者可有畏寒、发热等毒血症的表现。如病菌毒力较强,常并发淋巴管及淋巴结炎。亦可诱发急性肾炎,极少数体弱儿童可引起脓毒症,导致死亡。同时可伴毛囊炎、疖等脓皮病。

三、组织病理

呈角层下脓疱,疱内含有大量破碎中性粒细胞及纤维蛋白,并有少数淋巴细胞及变形的表皮细胞。在细胞外或中性粒细胞内可见球菌团,偶尔能见到大疱底部少数棘突松解细胞,这是由于中性粒细胞溶解蛋白作用的结果。棘层显示海绵形成,其间有中性粒细胞浸润。真皮上部有中度炎症反应,血管扩张、水肿及中性粒细胞和淋巴样细胞浸润。

四、实验室检查

白细胞总数常升高,血沉、黏蛋白增高,痊愈后恢复正常。由链球菌引起的脓疱疮患者抗"O"一般增高,蛋白电泳显示 α 及 γ-球蛋白增高。多数患者的白细胞吞噬指数偏低。脓液培养多为金黄色葡萄球菌,血浆凝固试验绝大多数阳性。噬菌体分型以Ⅱ组 71 型最多。

五、诊断

按损害的临床特点,一般不难诊断。

六、鉴别诊断

本病需于下列疾病鉴别。

(一)水痘

水痘多见于冬春季,全身症状明显,绿豆至黄豆大的发亮水疱中央可见脐凹,周围绕以较大红晕,化脓与结痂现象甚轻,常侵及口腔黏膜。

(二)脓疱性湿疹

脓疱性湿疹无明显季节性,皮疹呈多形性弥漫性潮红,境界不清楚,无一定好发部位,与年龄无关。

(三)丘疹性荨麻疹

丘疹性荨麻疹好发于躯干、四肢,在风团样红斑基础上出现丘疹或水疱,奇痒。成批出现,反复发作。

七、治疗

(一)局部疗法

以局部治疗为主,重症患者应用磺胺剂、抗生素制剂等。有较大脓疱,可用消毒针刺破疱壁,用干净棉球吸干脓液,然后涂上抗生素药物或脓疱疮泥膏。

(二)全身疗法

对伴有发热、淋巴结炎、皮损广泛、婴儿、体弱儿童或经外用药长期治疗无效者可给予磺胺或抗生素制剂,新生儿脓疱疮和重症患者除一般支持疗法外,应按严重感染处理。最好做脓液培养及药敏试验,以选择最有效的抗生素。

第六节　丹　毒

丹毒是由 B 型溶血性链球菌感染所致的皮肤和皮下组织内淋巴管周围软组织的急性炎症。

一、病因及发病机制

(一)病因

本病主要由 B 型溶血性链球菌引起,偶尔亦可由 C 型或 G 型链球菌引起。丹毒发病有一定的诱因,如下。

(1)皮肤屏障破坏,如皮肤擦伤或细微的操作,特别是足癣和鼻炎是小腿丹毒及面部丹毒的主要诱因。

(2)身体抵抗力低下如糖尿病、肾病、营养不良、低丙种球蛋白血症等。

(3)创伤性诊断或治疗应用,链球菌可经皮肤直接侵入或经血行播散感染,也可因医疗器械、敷料或用具消毒不严或污染而导致感染,以皮肤直接侵入感染为主。

(二)发病机制

丹毒一般起病急剧,可伴有不同程度的全身中毒症状,如恶寒、发热、头痛、恶心、关节酸痛,常常先于皮损发生前数小时出现。皮疹开始为水肿性红斑,界限清楚、表面紧张、灼热、有压痛。短时间可迅速向四周扩大。向外蔓延时皮损中间的红色可逐渐消退,留有轻微脱屑,附近淋巴结肿大。可发生在任何部位,常见于小腿、面部、头皮和婴儿的腹部。由于皮损表现差别,可有一些特殊类型,包括水疱或大疱型丹毒、坏疽型丹毒、游走型丹毒和复发型丹毒。由于反复发作可造成局部皮肤淋巴管阻塞、受累组织肥厚,日久形成象皮肿。发生于颜面或外生殖器者可形成慢性淋巴水肿。

二、临床表现

发病前常有活动期足癣、鼻、口腔内感染病灶及皮肤外伤史,皮损出现前常有恶寒、发热、头痛、恶心、呕吐等全身症状,婴儿有时可发生惊厥,潜伏期一般为2～5 天。

皮疹初起为红肿发硬的斑片,后迅速向周围蔓延而成为大片猩红色斑状损害,表面紧张灼热有光泽,稍微高起,境界清楚,以后皮损向外扩延,中央红色消退为棕黄色并有轻微脱屑,触痛明显。皮损部出现含有浆液或脓性分泌物的水疱或大疱时称水疱或大疱性丹毒,症状极严重时患部可以迅速发生坏疽成为坏疽性丹毒。此情况多见于新生儿,多由脐部或生殖器部开始,后迅速扩延,病情凶险,易引起败血症和腹膜炎甚至死亡。

损害也可向他处蔓延(游走性丹毒)或在原发损害部位屡次发生(复发性丹毒)。多次复发者称慢性复发性丹毒,局部往往继发淋巴性水肿。可发生于任何部位,以小腿、颜面、前臂、手足及婴儿腹部多见。其他部位也可发生。局部淋巴结肿大。全年均可发病,但常见于春、秋两季。

婴儿和年老体弱的患者,如治疗不及时,常可发生肾炎、皮下脓疡及败血症等并发症,预后危重。

三、辅助检查

血常规检查可见白细胞总数或中性粒细胞比例增大,血沉加快,抗链球菌溶血素增多。

四、诊断及鉴别诊断

主要依据发病急剧,局部红肿,境界清楚,伴有高热及疼痛等,较易诊断。主要应与以下疾病相鉴别。

(一)接触性皮炎

接触性皮炎有明显的刺激物及过敏性物质接触史,皮损发生在接触部位,境界清楚,瘙痒明显,患者无全身症状。

(二)蜂窝织炎

蜂窝织炎为细菌侵入皮下组织引起的急性炎症,炎症浸润较深,可有深部化脓、红肿,境界不清,炎症中央红肿最显著,破溃后可排出脓液及坏死组织。

(三)血管性水肿

发病及消退均较快,局部潮红不明显,无明显性水肿,自觉症状较轻,无全身症状。

(四)癣菌疹

发于小腿部的癣菌疹,常呈红斑样,水肿不明显,足癣症状减轻或治愈后症状即随之消失。

(五)类丹毒

类丹毒有接触家畜、鱼类或屠宰工作中受伤史,损害多发生于手部为紫红色,不化脓,不易发生水疱,往往没有明显的全身症状,猪丹毒杆菌培养及接种试验阳性。

五、治疗

(一)全身治疗

原则为除去诱发因素,积极治疗原发病灶,全身症状严重者应给予必要的支持疗法。

(二)抗生素治疗

首选青霉素,可静脉或肌内注射,体温恢复正常后仍要坚持治疗 2 周左右。磺胺类药物或其他抗生素也可应用。

(三)局部治疗

原则为抗感染。局部可选用各种抗生素软膏、丹毒软膏、20％鱼石脂软膏或纯鱼石脂贴敷。患部周围可涂 2％碘酊或用 0.1％依沙吖啶溶液湿敷。

对慢性复发性足癣及以下肢静脉曲张为其病因者,氦氖激光、紫外线及浅层 X 线照射治疗有效,链球菌抗毒素局部注射可预防复发。

第七节　麻　风

麻风是由麻风分枝杆菌(简称麻风杆菌)引起的一种慢性传染病,主要侵犯皮肤黏膜和周围神经。麻风杆菌最早于 1873 年由挪威麻风专家 Gerhard H.A. Hansen 从麻风患者的皮损中分离出,为抗酸染色阳性,形态呈多形性。有的抗酸染色后为均匀的直的略有弯曲的杆状菌称为完整菌,菌体两侧面平行,两端略圆,长 1～8 μm,宽 0.2～0.5 μm,无鞭毛、芽孢,不能自行运动,有的可呈断裂状、鼓槌状、哑铃状、串珠状或颗粒状,称为不完整菌。现认为完整菌是活菌,不完整菌是死菌。麻风杆菌在人体内主要分布于皮肤、黏膜、周围神经及淋巴结、单核-吞噬细胞系统、横纹肌等组织与器官内。麻风杆菌排出机体后经日光照射 2～3 小时即丧失活力,经紫外线照射 2 小时则完全丧失活力。在实际工作中煮沸 20～30 分钟或用高压蒸汽灭菌 15～20 分钟可完全杀灭麻风杆菌。

麻风患者是麻风杆菌的天然宿主,也是麻风唯一的传染源。飞沫传播及破损的皮肤伤口接触传播是其重要的传播方式。人群对麻风杆菌的抵抗力强,与麻风患者密切接触的配偶,患病率不超过 5％,说明麻风的易感人群少。麻风在世界上流行数千年,主要分布于亚洲、非洲及拉丁美洲。我国有 2 000 多年的流行史,到目前全国大约报告 50 万麻风患者,每年新发和复发病例约 2 000 例,主要分布于云南、贵州、四川、西藏等地。

麻风的分类有两种方法:①按 1973 年第十届国际麻风会议推荐使用的免疫光谱五级分类法,临床上分为结核样型(TT)、界线类偏结核样型(BT)、中间界线类型(BB)、界线类偏瘤型(BL)、瘤型(LL),麻风的早期为未定类(I),这种临床类型的差别是由机体的免疫力、机体内麻风杆菌量及类型的演变所决定的。②1988 年后便于流行病学调查及联合化疗观测,WHO 麻风专家委员会决定将免疫光谱五级分类法简化为少菌型(PB)和多菌型(MB),PB 包括 TT、BT 和 I 或皮肤涂片检查细菌阴性者,MB 包括 LL、BL、BB 或皮肤涂片检查细菌阳性者。

麻风杆菌几乎无毒性,它可在人体组织中存在,却不引起临床症状。麻风杆菌的致病是由免疫反应引起的,机体的免疫功能决定了感染后是否发病以及发病的临床类型。麻风杆菌对周围神经束内的施旺细胞有特殊亲和性,如侵入体内的麻风杆菌不能被吞噬细胞灭活、消除,就可在施旺细胞内繁殖生长,继而引起组织细胞聚集分化,淋巴细胞浸润,从而导致神经轴索梭形肿胀,神经纤维减少或断裂。临床表现为受累神经肿胀,粗大,可有疼痛、压痛。有时发生于酪样坏死,神经纤维变性及钙化,使神经质地变硬,功能障碍。麻风杆菌对感觉神经的损害顺序为温觉、痛觉、触觉。因自主神经受损导致皮肤营养、循环及出汗障碍,当麻风杆菌由神经进入周围的皮肤时,因免疫反应引起组织肉芽肿改变。

一、诊断

(一)临床表现

各型麻风有其共同特点即感觉障碍及浅表神经粗大。感觉障碍是麻风的早期及主要症状,初起有知觉过敏,如蚁走感,继而温觉、触觉相继丧失。浅神经粗大可见于耳大神经、眶上神经、尺神经及腓总神经,TT 的浅表神经粗而硬,LL 则粗而软。

1.I

皮肤损害为单个或多个的浅色斑片或红斑,境界清或不清,皮损无浸润及脱屑,毳毛、眉毛正常,闭汗不明显,感觉障碍轻,多为一条神经受累,轻度粗大,质软。70% 可自愈,余者可转变为其他类型的麻风。

2.TT

皮肤损害为单发或 2~3 块的斑疹,呈浅红色,或为排列成环状、半环状的丘疹,色鲜红或暗红,边界清,表面干燥,附有鳞屑,皮损处毳毛脱落,眉毛不脱落,闭汗早且明显,感觉障碍出现早而明显,受累神经不对称,粗大呈结节状或条索状。因神经营养运动障碍易出现多种畸形,如爪手(尺神经)、猿手(正中神经)、垂腕(桡神经)、兔眼(面神经)。

3.BT

皮损数目偏多,为红色、暗红色或棕红色斑疹或斑块,可有环状损害,其内外界均清楚,皮损表面不如 TT 干燥,分布不对称,常有卫星状损害,毳毛脱落,眉毛正常,闭汗。感觉障碍发生较早,神经损害不对称,粗大,质硬。

4.BB

皮损比较复杂,变化多端,数目较多,可有斑疹、斑块,浸润性损害等,颜色亦多样,可有红色、橘红色、棕红、黄褐色等,表面不太干燥。皮损外缘尚清楚,分布广,多对称,皮损处毳毛、眉毛脱落,有闭汗。感觉障碍发生较迟,神经损害多不对称,中度粗大,质地较软。畸形发生较迟而重。

5.BL

皮损为斑疹、斑块、浸润、丘疹、结节,颜色呈红色,棕红色、橘红色,皮损边界多数不清楚,少数皮损清楚,表面光滑,湿润,分布广泛,相对对称,皮损处毳毛、眉毛均脱落,闭汗轻。感觉障碍发生迟,神经损害多发,不对称,粗大,质地软。畸形发生迟,初期轻,晚期重。

6.LL

皮损为广泛对称分布小浅色斑,边界不清,呈淡红色、红色或暗褐色,表面光亮多汗,晚期面部皮肤弥漫增厚,结节和深在性浸润混融形成"狮面"样外观,早期有毳毛、眉毛脱落,早期闭汗不明显,但晚期出现明显闭汗,感觉障碍发生迟,神经受累普遍,对称,轻度粗大,质软。畸形发生迟而轻,但到晚期畸形重。晚期伴有黏膜、淋巴结、睾丸、眼和内脏器官明显受累。

(二)麻风反应

在麻风慢性过程中,不论治疗与否,突然发生疾病活动性加剧的变化,其发生率占患者的10.4%~41%,常在外界因素或身体状态发生改变等诱因下发生。Ⅰ型麻风反应,为细胞免疫迟发型变态反应,见于免疫状态不稳定的 BB、BT、BL 的患者,表现为原有皮损及麻木区扩大。并出现新的皮损及麻木区,皮损变红、发热、坏死、溃疡。浅神经干突然粗大、疼痛。旧畸形加重并出现新畸形。反应发生慢,消失慢,在反应过程中使病变内容发生"升级"或"降级"变化。Ⅱ型麻风反应,属抗原抗体复合物变态反应,即血管炎型反应,又称麻风性结节性红斑

（ENL），多见于已治和未治的 LL、BL，少数 BB 亦可出现。皮损好发于颜面、四肢等皮肤。对于弥漫性 LL 型麻风严重时可出现坏死性结节性红斑或坏死性红斑，伴发热、全身不适、神经痛、关节痛、虹膜睫状体炎、睾丸炎、淋巴结肿大等。ENL 往往频繁发生，病程较短，一般数天到十余天不等。混合型麻风反应，兼具Ⅰ、Ⅱ型麻风反应，常见于 BB。

（三）实验室检查

1.皮肤涂片查菌

MB 应查 6 个部位，PB 应查 5 个部位，此两型的常规部位均为一侧的眶上、耳垂、下颌，此外还应选择活动性的皮损（浸润显著、色黄、红或红黄），必要时做鼻黏膜查菌，在皮肤内查见麻风杆菌是诊断麻风可靠的依据。

2.麻风菌素试验

在上臂外侧皮内注射 0.1 mL 麻风菌素，分别于 48 小时和 21 天观察早晚期反应。早期反应反映机体对麻风杆菌的敏感性，晚期反应反映机体对麻风特异性细胞免疫力。反应强度与免疫力大小成正比，各型麻风的麻风菌素晚期反应为 I（－或＋），TT（＋＋＋），BT（＋～－），BB、BL、IL 均为（－）。该试验有助于判断预后。

3.血清学检查

用荧光抗体吸收试验（FLA-ABS）、酶联免疫吸附法（ELISA）、放射免疫测定法（RIA）检测患者血清和尿中酚糖脂Ⅰ（PGL-1）抗原及血清中的 PGL-1 抗体。

4.聚合酶链反应（PCR）技术检查

患者皮肤和皮损中的麻风杆菌特异性的 DNA 片段和荧光定量 PCR 技术检测皮肤及皮损中的麻风杆菌的 DNA 含量，有助于诊断麻风及监测抗麻风药物治疗疗效。

5.特殊检查

用于不典型或轻型病例，在皮损处和正常皮肤处对照进行。包括组胺试验（可出现第二联反应缺如）、出汗试验（皮损处出汗功能障碍）、立毛肌功能试验（皮损处立毛肌功能试验不引起鸡皮疙瘩现象）。

（四）病理变化

1.I

I 表皮无明显变化。真皮内有散在的非特异性炎性细胞浸润。抗酸染色，皮神经内可见到散在的抗酸杆菌，有早期泡沫细胞以及抗酸杆菌数目多，提示向瘤型发展;抗酸杆菌少或无,并可见少数上皮样细胞者,提示向结核样型发展。

2.TT

表皮常有炎性细胞浸润。真皮上部没有"无浸润带"、真皮内神经,血管及附件可见上皮样细胞肉芽肿,很少出现坏死。抗酸染色细菌少或无,可见朗格汉斯巨细胞,疾病活动时朗格汉斯巨细胞增多。

3.LL

表皮萎缩,无炎性细胞浸润,基底细胞层无破坏。真皮上部有"无浸润带",真皮内淋巴细胞少,炎症反应轻或无。真皮内及皮下组织有大量泡沫细胞浸润。皮神经组织破坏比 TT 轻,皮肤附件破坏明显。抗酸染色可见大量抗酸杆菌。

4.BT

表皮内无炎症细胞浸润。真皮上部有窄的"无浸润带",真皮内上皮样细胞肉芽肿周围淋巴细胞少。抗酸染色抗酸杆菌(＋～＋＋)。

5.BB

表皮内无炎性细胞浸润。真皮上部"无浸润带"明显。真皮内兼有 TT 和 LL 两型的变化。抗酸染色细菌(＋＋＋～＋＋＋＋)。

6.BL

主要变化与 LL 相似,但泡沫细胞浸润中可见成团的上皮样细胞和组织细胞。抗酸染色可见大量抗酸杆菌(＋＋＋＋～＋＋＋＋＋)。

7.麻风反应

(1)Ⅰ型麻风反应:表皮水肿,伴角化过度或点状角化不全。棘层有炎症细胞浸润。真皮内上皮细胞肉芽肿水肿明显,可出现纤维蛋白样变性。血管扩张充血,但无中性粒细胞浸润和血栓形成。升级反应者,上皮细胞肉芽肿周围淋巴细胞增多,抗酸染色示抗酸杆菌减少或阴性;降级反应者,真皮内有大量泡沫细胞,抗酸杆菌数目增多。

(2)Ⅱ型麻风反应:示血管炎和脂膜炎,真皮内特别是皮下脂肪层内血管内皮细胞水肿,血管壁有炎症细胞浸润,纤维蛋白样变性,血管腔狭窄或栓塞。严重者出现组织坏死。

二、鉴别诊断

有皮肤损害的麻风应与体癣、皮肤黑热病、结节病、银屑病、脂膜炎、多形性红斑、环状红斑、寻常狼疮、局限性硬皮病、结节性黄瘤、单纯糠疹、玫瑰糠疹、Ⅱ期梅毒的皮肤损害相鉴别,这些病应从皮损是否有痒感、感觉是否障碍、是否有闭汗、是否浅神经粗大、皮损经抗酸染色是否找到抗酸杆菌等几个方面加以鉴别,若仍有困难可借助 PCR 技术检测皮损内是否有麻风杆菌特异性的 DNA 片段。

无皮肤损害的麻风需与神经科某些疾病相鉴别,如股外侧皮神经炎、脊髓空洞症、进行性脊髓性肌萎缩症、肌萎缩性侧索硬化症、中毒性周围神经炎、周围神经损伤、面神经麻痹、肥大性间质性神经炎、臂丛神经血管压迫综合征、遗传性感觉神经根神经病、神经鞘瘤、腓总神经鞘内囊瘤,这些病应从有无神经粗大、感觉是否障碍、出汗试验、组胺试验、立毛肌试验和血清、尿检测 PGL-1 抗原或抗体,并结合以上神经科疾病本身的特点进行鉴别。

三、治疗

(一)联合化疗(MDT)

由 WHO1981 年推荐,我国自 1986 年应用以来,效果满意。采用两种或两种以上作用机制不同的有效化学药物,但必须包括强杀菌性药物利福平(RFP)在内的多种药物,以终止麻风的传播,防止耐药,减少复发,以达到有效治疗患者的目的。

1.MDT 方案

(1)PB:①RFP 600 mg,每月 1 次,监服。②氨苯砜(DDS)100 mg,每天 1 次,自服。

治疗期限为 6 个月。PB 患者完成治疗后的监测时间,应为每年检查1次,至少5年。PB 患者的皮损如多于 5 块或 3 条以上神经受累或查麻风杆菌阳性者,均按 MB 方案治疗。对于 PB,每月自服药物不得少于 20 天,否则此月不计入疗程,6 个月疗程可在 9 个月内完成,连续中断治疗 3 个月以上者,须重复6 个月疗程。对于 MB,疗程不得少于 24 个月,每月自服药物不得少于 20 天,否则此月不记入疗程,1 年中至少服药 8 个月,连续中断治疗超过 4 个月,须重新开始治疗,24 个月疗程可在 36 个月内完成,每年服药时间少于 8 个月者,为治疗不规则。

(2)MB:①BFP 600 mg,每月 1 次,监服。②DDS 100 mg,每天 1 次,自服。③氯法齐明(B663)300 mg,每月 1 次,监服,同时 50 mg,每天 1 次,自服。

上述治疗至少连续 2 年,如有可能也可治疗到皮肤查菌阴性。MB 患者的监测,应做到每年检查 1 次,至少 10 年。

2.各年龄组的药物剂量

各年龄组的药物剂量见表 1-1。

表 1-1　各年龄组的药物剂量(mg)

药物	服法	5 岁以下	5～9 岁	10～14 岁	15 岁
RFP	每月 1 次(监服)	150	300	450	600
DDS	每天 1 次(自服)	25(隔天)	25	50	100
B663	每月 1 次(监服)	50	100	200	300
B663	每天 1 次(自服)	50(隔天)	50	50	50

B663:氯法齐明

(二)复发患者的治疗

复发患者均按 MB 的 MDT 方案治疗。

(三)免疫治疗

其目的是改变 MB 患者对麻风杆菌的细胞免疫缺陷。可选用减毒活结核杆菌和麻风杆菌的混合菌苗在三角肌区皮内分三点注射,每 3 个月注射 1 次,总疗程 8～10 次,历时 18～30 个月,亦可试用卡介苗多糖核酸、转移因子、猪胸腺素、IL。但其具体方案仍在研究中。

(四)麻风反应的治疗

发生后宜迅速处理,对受累神经和关节应制动并休息,以减轻患者疼痛,防止畸形残废。主要选用类固醇皮质激素、沙利度胺、氯法齐明、雷公藤 4 种药物治疗。Ⅰ型麻风反应可选用类固醇皮质激素(中小剂量)持续治疗至少 6 个月,以减轻神经炎症。Ⅱ型麻风反应可选用沙利度胺、雷公藤、氯法齐明或类固醇皮质激素治疗。采用单用或 2 种药物联合应用。对较严重者,宜优先选用沙利度胺、雷公藤或二者联用。在前 4 种药无法控制的情况下,则采用类固醇皮质激素治疗。其用法如下。

1.沙利度胺

每天口服 300～400 mg,直至反应控制后,逐渐减量至 50 mg/d。本药可致畸胎,对停经2个月以上的孕妇禁用,对育龄妇女应慎用。还可以出现中毒性神经炎、白细胞数减少、心率减慢、嗜睡、口干、疲乏等症状。

2.雷公藤

对于应用沙利度胺后无效者可选用,轻度Ⅰ型反应时不选用,药用去皮的干根,每天 30 g,煎成汁(煎 1 小时)每天 1 剂,两煎分服,也可制成糖浆或片剂使用。此药的根皮和茎叶均有剧毒,不可内服,有胃肠道反应或白细胞数减少等不良反应,尤其是每天剂量超过 30 g 时,不良反应可能增多,使用过程中需加强观察。

3.类固醇皮质激素

类固醇皮质激素对Ⅰ型麻风反应并有神经损害的患者和Ⅱ型麻风反应均有较好疗效,尤其是控制 ENL 十分迅速。此药治疗麻风反应的主要指征:①急性神经炎。②急性或亚急性眼炎(尤其是虹膜睫状体炎)。③睾丸炎。④严重 ENL 反应伴有急性发热。⑤急性喉水肿。用法为:泼尼松或泼尼松龙 5 mg 或地塞米松 0.75 mg,每天 6～12 片,口服。反应症状控制后,逐渐减量,维持 3～5 个月为宜,直至停用。对兼有神经损害的逆向反应者每天用量可高达 12～16 片;亦可用氢化可的松 100～300 mg 或地塞米松 5～15 mg,加入 5%～10% 葡萄糖液 500～1 000 mL 内做静脉滴注,每天 1 次。本药长期使用应注意不良反应的发生尤其是对Ⅱ型反应病例。

4.氯法齐明(B663)

氯法齐明可用作预防和控制Ⅱ型麻风反应,但作用缓慢,在服药 1～2 个月后才逐渐显效。用药剂量一般为每天 100～300 mg,持续 3 个月后逐渐减量。本药较为安全,主要缺点为致皮肤红染,尤其在原来浸润损害较为明显的部位。还可使皮肤干燥,呈鱼鳞病样损害。

第八节 皮 肤 炭 疽

炭疽是由炭疽杆菌引起的一种人畜共患性急性传染病,可分为皮肤炭疽、肺炭疽和肠炭疽,以皮肤炭疽更常见。

一、病因及发病机制

传染源主要是食草动物,人因直接或间接接触而感染。感染后是否发病取决于病原体的数量、毒力和宿主的抵抗力。炭疽杆菌通过破损的皮肤和黏膜发生皮肤炭疽。带有炭疽杆菌芽胞的尘埃、飞沫经呼吸道吸入引起肺炭疽。进食未经煮熟的病畜肉或饮用污染的水、乳而引起肠炭疽。炭疽潜伏期 1～12 天,通常 1～5 天,平均 3 天,皮肤炭疽潜伏期相对较长。炭疽杆菌是革兰阳性的需氧菌,两端平截,大杆菌,长 4～8 μm,宽 1～1.5 μm,排列成长链、竹节状,无鞭毛,但在体内可形成荚膜。在体外有氧环境下易形成芽胞,此时对外界抵抗力明显增强,对一般消毒剂均不敏感。本菌的致病性在于荚膜和毒素。当细菌侵入破损皮肤后,可在皮肤和黏膜局部大量繁殖,释放炭疽毒素,使组织水肿、坏死和出血,形成原发性皮肤炭疽。当抵抗力降低后,病原菌可经淋巴管或血管扩散,可发生局部淋巴结炎、败血症或其他脏器损害,导致肺炭疽、肠炭疽、炭疽性脑膜炎、败血型炭疽等的发生。本病各年龄组均可发病,其发病具有明显的职业性,多见于牧民、屠宰工人、农民、兽医、厨师、皮毛手工业者。本病在全世界各大洲均有过流行,发病有一定的季节性。

二、临床表现

一般潜伏期为1～5天,也有短至12小时,长至2周者。因炭疽杆菌侵入途径及部位的不同,临床上主要分为皮肤炭疽、吸入性(肺型)炭疽和食入性(胃肠型)炭疽。部分患者可发展为败血症、脑膜脑炎等重症,预后不良。皮肤炭疽占95%～98%,病变多见于手、足、面、颈、肩等裸露部位皮肤。最初为皮肤破损部位(皮肤破损轻微时,可无明显伤口)出现斑疹或丘疹,第2天在皮疹顶部出现小水疱,内含淡黄色液体,周围组织变硬而肿胀。3～4天病变中心呈现出血性坏死、组织稍下陷,周围有成群小水疱,水肿区继续扩大。5～7天坏死区溃破成浅溃疡,血样渗出物结成硬而黑似炭块状焦痂,痂下有肉芽组织生成。溃疡直径1～5 cm不等,其周围皮肤浸润及水肿范围较大,直径可达5～20 cm。由于局部末梢神经受损而无明显疼感和压痛,有轻微痒感,无脓肿形成,这是皮肤炭疽的特点。以后随水肿消退,黑痂在1～2周内脱落,肉芽组织增生愈合缓慢。大多数病例为单灶性发病,但个别病例可因抓挠病变部位而出现多处水疱,致自身感染。病程1～6周。皮肤炭疽发病同时,多出现发热(38～39 ℃)、头痛、关节痛、全身不适以及局部淋巴结和脾大等中毒症状和体征。少数患者皮肤局部无水疱和黑痂形成,而表现为大块状水肿,患处肿胀透明、微红或苍白,扩展迅速,多见于眼睑、颈、大腿及手部等组织疏松处。全身中毒症状严重,表现为高热、头痛、恶心、呕吐,若贻误治疗,预后不良。

三、辅助检查

(一)细菌学检查

细菌学检查是确诊的依据。可取皮损的渗液、痰、吐泻物、血液、脑脊液、腹水等直接涂片,可发现典型的竹节状革兰染色阳性大杆菌。上述标本也可以培养或动物接种,以进一步分离炭疽杆菌。

(二)血常规

白细胞总数升高,大多数在$(10\sim20)\times10^9/L$,分类以中性粒细胞为主,有明显核左移。

(三)血清学检查

用 ELISA 或免疫印迹试验或免疫荧光法,检测炭疽杆菌抗原或特异性抗体,可达到快速诊断的目的。

(四)组织病理

基本损害为水肿、出血、坏死和炎症细胞浸润。皮肤溃疡组织中可查见有荚膜的炭疽杆菌。

四、诊断与鉴别诊断

(一)诊断

符合以下 3 条标准可明确诊断。

(1)有特殊的职业(牧场、畜产品加工厂及屠宰场工作者)、工作和生活环境(如接触暴死家畜、食死畜肉、用新皮毛)等。

(2)有典型皮肤损害。

(3)病原学检查阳性或血清学检测阳性。

(二)鉴别诊断

1.皮肤疖、痈和蜂窝织炎

均为局部皮肤感染而有局部红肿热痛,重者亦伴有全身中毒症状,外周白细胞数亦可明显增高。鉴别要点如下。

(1)局部疼痛明显,皮损处无焦痂及周围水肿;而皮肤炭疽局部形成焦痂,周围明显水肿,病灶处呈坏死出血而非化脓性炎症特点,但局部无明显疼痛,此为重要鉴别点。

(2)引起病变的致病菌不同,局部取材做涂片及培养可得不同细菌。

2.恙虫病

恙虫病可有局部皮肤损害及焦痂,亦伴有发热及头痛等症状。鉴别要点如下。

(1)去过该病疫区,而无病畜接触史。

(2)伴皮疹及肝大、脾大。

(3)白细胞计数正常。

(4)血清学检查外斐反应试验大于 1∶160。

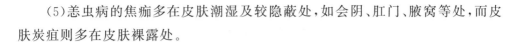

(5)恙虫病的焦痂多在皮肤潮湿及较隐蔽处,如会阴、肛门、腋窝等处,而皮肤炭疽则多在皮肤裸露处。

五、治疗

(一)一般治疗

患者应卧床休息,给予易消化饮食,注意出入量和水、电解质平衡。给予足量B族维生素、维生素C。对不能进食者或有吐泻的患者,应予补液。出血者可酌情选用维生素K、氨基己酸或氨甲苯酸,严重者可予以输血治疗。有明显毒血症症状者,可予氢化可的松100～300 mg/d或地塞米松5～10 mg/d,分1～2次静脉滴注,或泼尼松30～60 mg/d,分1～2次口服,疗程1～3天。高热、惊厥患者可给予退热药镇静药。有呼吸困难者,应予吸氧,并保持呼吸道通畅。感染性休克者,应给予抗休克治疗。

(二)局部处理

皮损处切忌抚摸、挤压,以免病原菌扩散产生败血症。眼、鼻、危险三角区挤压还可引发脑膜炎。皮损不做外科切开引流,以防感染扩散。可用消毒液,如1∶2 000高锰酸钾溶液或2%的过氧化氢溶液清洗。抗生素软膏,如四环素软膏纱布片覆盖后包扎,患肢可予以固定和抬高。出现严重、弥漫性的水肿,在有效抗菌药应用前提下,可酌情内用糖皮质激素减轻炎症。重度颈部肿胀影响呼吸道通畅者,可考虑气管插管或气管切开。

(三)病原学治疗

病原治疗是本病治疗的关键,用药前应采集标本做细菌培养及药物敏感性试验。青霉素为治疗本病的首选药物,迄今为止,仅发现极个别炭疽杆菌对青霉素耐药。及时足量应用青霉素是控制病情、改善预后的关键。可予青霉素G,每天2 400 000～3 200 000 U,分3～4次,肌内注射,疗程7～10天。恶性水肿病例用青霉素G,每次2 000 000～3 000 000 U,加入葡萄糖200 mL内,静脉滴注,每天4次。生物恐怖相关的炭疽治疗疗程应延长至60天。

如有青霉素过敏史,可选用其他抗菌药,如氨基糖苷类阿米卡星、四环素类多西环素或喹诺酮类环丙沙星。重症者可合用其他抗生素,如林可霉素、亚胺培南、克拉霉素、阿奇霉素、万古霉素、替考拉宁、多黏菌素B等,可按药敏结果选药。

(四)免疫治疗

因抗生素只对炭疽杆菌有效,而对炭疽毒素无效,故重症病例可在应用抗生素治疗的同时，加用抗炭疽血清中和毒素。原则应是早期给予大剂量，第 1 天 2 mg/kg，第 2、3 天 1 mg/kg，应用 3 天。应用前必须先做过敏试验。

第九节　皮肤结核病

皮肤结核病是由结核分枝杆菌引起的慢性皮肤病。近年来全球的结核病发病率明显增长，尤其在发展中国家，30%～60%的成人感染过结核分枝杆菌，这与人民生活条件、易感人群增加有关。随着结核病在发展中和发达国家呈全球性增加趋势，皮肤结核病的发病率也在上升。营养状况、工作劳累、贫穷、卫生条件差与发病率增加有关；同时皮肤抵抗力下降、合并其他疾病特别是急性传染病、皮肤外伤及日光照射等均可导致皮肤结核病发生。

一、病因与发病机制

(一)内源性感染

大多数皮肤结核病系由此途径感染，结核分枝杆菌经血行或淋巴系统，由内脏器官或深在组织里的结核灶传播到皮肤而发病。

(1)经血液循环传播，如粟粒性皮肤结核、寻常型狼疮、结核疹等，病损内不易查到结核分枝杆菌，病理检查除有结核样的变化外，常并有血管改变。皮损分布对称，发病较急。

(2)经淋巴液传播，经淋巴液反流的感染如淋巴结结核引起的寻常型狼疮，实际上淋巴和血液循环两系统之间的关系甚为密切，故一般同时存在淋巴血液循环传播。

(3)由局部病灶直接传播到邻近的皮肤，如病灶崩溃引起的瘰疬性皮肤结核。

(4)通过自然腔道将病菌带至腔口附近皮肤，如腔口周围的溃疡性皮肤结核，病损处易查见结核分枝杆菌，呈典型的结核病理改变，病程很长。

(二)外源性感染

少数病例由于皮肤本身有轻微损伤，接触结核分枝杆菌或带菌的痰、尿、粪便或玩具、用具等感染，结核分枝杆菌侵入皮肤而产生原发性感染。因大多数患者早已受到结核分枝杆菌感染，因此外感染实际上也是一种再感染。

皮肤结核病的产生与机体的抵抗力有关。工作、学习压力大,生活不规律,营养不良,疲劳等均可使抵抗力降低而增加发病的机会。

二、分类

皮肤结核病分为4类。

(1)外源性接种,如原发性接种结核病、疣状皮肤结核。

(2)内源性皮肤接触传播或自身接种,如瘰疬性皮肤结核、腔口皮肤结核。

(3)血源播散到皮肤,如寻常狼疮、粟粒性皮肤结核、结核性溃疡。

(4)结核疹,如硬红斑、丘疹坏死性结核疹、瘰疬性苔藓。

三、临床表现

(一)临床表现

本病种类很多,临床表现变化很大,主要有以下几点。

1.狼疮结节

狼疮结节常见于寻常狼疮、颜面粟粒性狼疮。狼疮结节用玻片压诊,呈黄褐色或苹果酱色,半透明状,这种改变是与其他皮肤疾病鉴别的主要特点之一。

2.溃疡、瘢痕

溃疡、瘢痕是皮肤结核较典型的皮肤改变,一般见于发病晚期,出现这种表现后,疾病可以很容易进行诊断,常见于瘰疬性皮肤结核、硬红斑等。结核性溃疡为苍白易出血的肉芽组织,口小底大,呈火山口样,且自觉症状不明显。

3.脓疱、小瘢痕

脓疱、小瘢痕见于颜面粟粒性狼疮、丘疹坏死性结核疹、阴茎结核疹。

4.丘疹

丘疹性改变可以发生于全身各个部位,以面部、颈部常见,可以部分出现,然后遍及全身,见于颜面粟粒性狼疮、丘疹坏死性结核疹、阴茎结核疹、瘰疬性苔藓、全身性粟粒性皮肤结核等。

5.合并其他器官结核

合并其他器官结核的患者可伴有乏力、低热、消瘦、倦怠、盗汗和关节疼痛等结核中毒症状,约1/3患者合并器官结核,尤其是肺结核,但有些皮肤结核也很难找到器官结核。

6.儿童皮肤结核

在实行卡介苗接种及有效的抗结核药物问世后,儿童皮肤结核很少见,儿童皮肤结核的临床表现与成人没有太大的区别,但值得注意的是卡介苗接种后出现皮肤改变,应高度警惕该病的发生,因国内大面积接种,这种接种结核时有发生。

(二)常见的临床类型

1.寻常狼疮

寻常狼疮多见于青年及儿童,好侵及面部、臀部及四肢,亦可累及黏膜。早期以皮肤结节为主要表现,易形成瘢痕,导致毁形,如鼻软骨可被破坏穿孔,或因瘢痕收缩使眼睑外翻,鼻孔及口腔缩小,产生畸形;发生于小腿者,久病后可伴有象皮肿。自有效的抗结核药物问世后,此种毁形性狼疮已罕见;黏膜损害的基本表现亦为结节,但易形成溃疡;溃疡一般无明显疼痛,表浅,易出血,基底有小颗粒。

2.瘰疬性皮肤结核

瘰疬性皮肤结核多发生于成人,常由淋巴结核、骨结核或关节结核继发而来。好发于颈部,其次为腋下、腹股沟及上胸等处。初起为皮下结节,边界清楚,质硬,可自由活动,无显著压痛,其上皮肤正常,继而结节逐渐软化产生干酪样物质和稀薄脓液排出。溃疡为带形、狭长形或椭圆形,少数呈圆形,其边缘为潜行性,常不变色,有时则为瘘管内脓液所膨胀而呈红色或紫红色,往往同时可见结节、脓肿、溃疡、瘘管及瘢痕等带状分布的多形性损害。

3.疣状皮肤结核

大部分为成人,男性尤为多见,系直接接触病菌所致。以手背及手指背部最为多见,其次为足、臀、小腿等处。损害大多为单个,少数可为2~3个。初起为黄豆大小紫红色丘疹,质硬,逐渐向周围扩大,变成斑块,中央角质层增厚,粗糙不平,以后呈疣状增生,加压时常有脓液流出。在疣状增生的外围为浸润带,呈暗紫色,其上覆以痂皮和鳞屑,再外围为平滑红晕区。该病病程长,可多年不愈。愈合时损害中央先开始,疣状增生逐渐变平,鳞屑和痂皮脱落,有光滑柔软而表浅的瘢痕。

4.口腔结核性溃疡

口腔结核性溃疡多伴有活动性内脏结核,当机体抵抗力降低时,结核分枝杆菌可由自然腔道蔓延至皮肤黏膜(如口腔和肛门)。本病现少见。初起为针头大黄色或淡红色颗粒性结节,逐渐增大,溃破形成溃疡,基底有苍白色肉芽组织,常不平滑,其上有黄色小点,质软,周围绕以红晕。本病患者内脏结核大多严重,故常伴发热及中毒症状,预后不佳。

5.硬红斑

硬红斑为血源型中最常见的一种,多见于青年女性,常伴有周围循环不良,如肢端发绀等。皮损惯发于小腿屈面,多为对称分布,初起为樱桃大或更大的皮下结节,质硬,此时表面皮肤无颜色改变。以后逐渐扩大,可达2～3 cm直径,与皮肤粘连,呈暗红色或青紫色。结节位置较深,不高出皮面,轻度压痛,可伴有局部酸痛、烧灼等自觉症状,结节偶可破溃,形成溃疡。数月后愈合,留有凹陷性瘢痕,周围有色素沉着;无溃疡者一般数周至数月后消退。

6.结节性结核性静脉炎

结节性结核性静脉炎好发于青年四肢远端,男子稍多见。沿表浅皮肤静脉有豌豆到小指头大小皮内或皮下结节,皮肤颜色无明显变化,结节之间尚有索状硬结可触及,无溃破倾向;常有压痛、自觉痛,发疹前有时可有发热、倦怠、不适等全身症状,病程较急,预后良好。

7.丘疹坏死性皮肤结核

丘疹坏死性皮肤结核多见于成年,春秋季多见。一般无自觉症状。皮损好发于四肢伸面,尤以关节部位多见,也可见于臀部及躯干,一般为对称性,有群集倾向,初起为疏散分布的、针头至绿豆大的坚实结节,呈青红色或紫色,结节中央可发生坏死,很快结痂,痂去后可见溃疡,遗留萎缩性瘢痕;有些结节也可不经坏死阶段而自行消失,不留痕迹。

四、辅助检查

(一)涂片检测法

有些有分泌物的病灶可以进行涂片检查查找结核分枝杆菌,通常采用姜-尼抗酸染色和荧光染色法。涂片染色阳性只能说明抗酸杆菌存在,不能区分是结核分枝杆菌还是非结核分枝杆菌。由于我国非结核分枝杆菌病发病较少,故检出抗酸杆菌对诊断皮肤结核有重要意义。

(二)培养法

分离培养法灵敏度高于涂片镜检法,可直接获得菌落,便于与非结核分枝杆菌鉴别,是结核病诊断的金标准,同时可以进行药敏测定,判断有无耐药发生。故有条件的地方,应该进行结核分枝杆菌培养检测。

(三)血清学诊断和分子生物学诊断方法

这两种检查方法均为结核病的快速辅助诊断方法,在皮肤结核的诊断上有一定的参考意义。对那些病理改变不典型的患者,更有诊断意义。但存在假阳性等问题,应结合其他检查来确诊。

(四)结核菌素皮肤试验

目前国内各地最常用的方法是结核菌素皮肤试验,是判断机体是否受到结核分枝杆菌感染的重要手段。我国是结核病高流行国家,儿童普种卡介苗,一般阳性对诊断意义不大,但呈强阳性反应时,应考虑有发病的可能,可作为临床诊断结核病的一项参考指标。10岁以下儿童如呈强阳性反应,具有诊断意义。

(五)其他检查

近年来,艾滋病发病率逐年上升,其合并肺外结核较多见,所以,有条件的医院对皮肤结核的患者应进行艾滋病抗体筛查,对久治不愈的患者,还应该进行其他免疫系统疾病的相关检查。

五、诊断与鉴别诊断

(一)诊断

根据皮损特点、或组织病理检查、结素试验等,诊断一般不难。但是结核疹,病损内不易查到结核分枝杆菌,对抗结核治疗无明显效果,如丘疹坏死性结核疹、硬红斑及瘰疬性苔藓等,对这样的患者只能通过病理诊断来确诊。

(二)鉴别诊断

皮肤结核发病率低,需注意与其他疾病进行鉴别。

寻常狼疮需与结节病、玫瑰痤疮、三期梅毒、麻风、深部真菌病等鉴别;疣状皮肤结核需与芽生菌病、疣状表皮痣、寻常疣等鉴别;瘰疬性皮肤结核需与非结核分枝杆菌感染、孢子丝菌病等鉴别;丘疹坏死性结核疹与淋巴瘤样丘疹病、坏死性血管炎鉴别;硬红斑需与结节性红斑、结节性血管炎、结节性多动脉炎等进行鉴别。

常见的3种特别注意鉴别的疾病如下。

1.三期梅毒溃疡

边缘有堤状隆起及暗红色浸润,形状整齐,多呈肾形,性质较坚硬,梅毒血清反应常为阳性。

2.急性女阴溃疡

急性发病,炎症较明显,可自愈,但易复发;溃疡呈漏斗状,常并发结节性红斑及滤泡性口腔炎,分泌物中可查到粗大杆菌。

3.基底细胞癌

溃疡基底部有多数珍珠样小结节,边缘卷起,触之较硬,活检可发现癌细胞。

六、治疗

(一)一般治疗

注意适当休息,增加营养,提高机体抵抗疾病的能力,同时积极治疗伴发疾病或继发感染。

(二)抗结核药物治疗

本病以抗结核药物治疗为主。一般用异烟肼 300 mg 每天 1 次,利福平 450～600 mg 每天1次,乙胺丁醇 750 mg 每天 1 次,空腹口服;吡嗪酰胺 500 mg 一天 3 次,口服,疗程 6～9 个月。

(三)免疫治疗

近年来,不少学者应用免疫制剂辅助治疗结核病取得了一定的疗效。如母牛分枝杆菌菌苗、草分枝杆菌菌苗等都可以提高机体的细胞免疫功能,调动体内的免疫系统,促使疾病尽快康复。

(四)外科治疗

对于皮肤局部病灶,如破溃较明显易合并感染时,创面不易修复,应及时到外科进行清创处理,定期换药,有利于病灶的修复。

(五)中医药治疗

中医药通过辨证施治,可以有针对性地对每个结核患者进行机体调节,提高其对疾病的抵抗力,同时可以改善患者的全身状况及临床症状,如低热、盗汗等,从而达到辅助治疗结核病的作用。

(六)诊断性治疗

有时尽管临床上高度怀疑皮肤结核,但缺乏足够证据支持诊断,必要时可采取诊断性治疗,通常采用异烟肼和利福平常规剂量治疗 4～8 周,观察皮肤病变是否变化,可有效地诊断和排除皮肤结核。

第二章

真菌性皮肤病

第一节 头 癣

头癣是由皮肤癣菌感染头发和头皮所致的一种疾病。临床上,分为白癣、黑点癣及黄癣,脓癣常继发于白癣或黑点癣。

一、诊断标准

(1)主要见于儿童。

(2)白癣:表现为灰白色鳞屑性斑片,圆形或椭圆形。病变头发距头皮2~4 mm处折断,外围白色菌鞘。偶有轻度痒感。

(3)黑点癣:病发露出头皮即折断,其残留端留在毛囊口,呈黑点状。

(4)脓癣:初起为一群集性毛囊性小脓疱,继而损害隆起,变成暗红色浸润性斑块,表面毛囊孔呈蜂窝状。可有轻度疼痛和压痛,愈后常有瘢痕形成,引起永久性脱发。

(5)黄癣:表现为红色斑片,覆黄痂,渐扩大融合,形成大片污秽色痂皮,常伴鼠臭味,病发少有折断而变为枯黄无光泽,病久者可形成大片永久性秃发。

(6)真菌检查:病发真菌直接镜检和/或真菌培养结果为阳性。

二、治疗原则

头癣的治疗应采用综合疗法,口服药物结合外用药物。

(一)系统性治疗

(1)灰黄霉素:各型头癣的首选药物,为非多烯类抑菌性抗真菌药物。成人剂量0.6~0.8 g/d,分2次口服,儿童为15~20 mg/(kg·d),分3次口服,需连续服 3 周。

(2)伊曲康唑:广谱三唑类抗真菌药物。成人剂量为 0.2 g/d,儿童为 2～5 mg/(kg·d),连服 4～6 周。短期应用,不良反应较少见。

(3)特比萘芬:丙酰胺类的抗真菌药物。成人 0.25 g/d;如儿童体重小于 20 kg,服用62.5 mg/d;体重 20～40 kg 者,剂量 125 mg/d;体重大于 40 kg 者,剂量为 250 mg/d,共服药 4～6 周。短期服用,不良反应较少见。

(4)脓癣患者除口服抗真菌药物外,急性期可加用小剂量类固醇皮质激素,必要时加用抗生素,切忌切开引流。

(二)局部治疗

(1)患者使用的梳子、帽子、枕套、毛巾等应每天煮沸消毒。

(2)尽可能剪除病发,每 1～2 周剪发一次。

(3)每晚外用药前,应用硫黄皂或 2％酮康唑制剂洗头,连续1～2 个月。

(4)每天局部外用 5％硫黄软膏、2％碘酊或外用抗真菌药物。

(三)随访

治疗 3 周后取患处头发进行真菌镜检,此后每10～14 天复查一次,连续3 次阴性可判愈。服用足量的灰黄霉素、氟康唑或特比萘芬治疗,一般不复发。

在集体单位,应注意勿共用梳子、帽子。理发工具应注意消毒。

第二节　手癣和足癣

手癣俗称"鹅掌风",是由于真菌感染手部皮肤所致的疾病,大多数为皮肤癣菌所致,发病部位以指间、手掌侧皮肤为主,发生于手背部则诊断为体癣;足癣俗称"脚气",是由于真菌感染足部所致,主要累及足趾间、足跖、足跟、足侧缘的皮肤。

一、病因与发病机制

手足癣的病原菌主要有红色毛癣菌、须癣毛癣菌、絮状表皮癣菌、石膏样小孢子菌和断发毛癣菌(儿童)等,其中红色毛癣菌最为多见,占 50％～90％。患病个体往往较其他人有易感性。

手足癣是全球性多发病、常见病,在我国发病率较高,其中部分手癣是由足癣传染而致。手足癣的流行情况有以下特点。

(1)以中青年为主,可能与劳动量大、活动多、出汗多,手足长期处于多汗潮湿环境、利于真菌生长繁殖状态有关。

(2)体力劳动者的构成比高,可能与长期从事体力劳动,多汗潮湿或长期从事水湿作业等因素有关。近些年来,由于系统广谱抗生素、外用糖皮质激素制剂、针对皮肤癣菌敏感的抗真菌药物使用增加,以及糖尿病、肿瘤以及免疫缺陷类疾病患者数量的增加,都导致了白念珠菌以及其他念珠菌感染数量的上升。手足癣病原菌的流行分布与地区差异有关。

二、临床表现

手足癣(尤其是足癣)在浅部真菌病中最为常见,分布广泛,在我国南方地区较北方地区多发。夏季气候炎热、潮湿、易出汗有利于真菌繁殖有关,故夏季发病率升高;或夏季较重,冬季减轻。手足癣多见于成年人,两性患病率无差别。皮损多由一侧传播至对侧。手癣常见于单侧,而足癣多累及双侧。根据临床表现与特点的不同,手足癣可分为3种类型。

(一)浸渍糜烂型

浸渍糜烂型又称间擦型。主要由红色毛癣菌、须癣毛癣菌、絮状表皮癣菌引起,第4~5和3~4指(趾)间多发,也可累及跖屈侧。多见于手足多汗、长期浸水、或长期穿胶鞋者,夏季多发。临床特征为皮损处瘙痒、异臭味,指(趾)间皮肤湿润浸渍松软,可见渗液,去除浸渍发白的角质层可见其下潮红糜烂面,表面可出现裂隙。患者自觉瘙痒感显著,可合并细菌感染,导致淋巴管炎、蜂窝织炎和丹毒,表现为足部红肿、热、痛,可引发癣菌疹。

(二)水疱鳞屑型

此型多由须癣毛癣菌感染引起,病程呈慢性轻症基础上的亚急性过程。好发于指(趾)间、掌心、足跖及足侧缘。发病初期为散在或群集的针尖大小的深在性水疱,壁厚,紧张发亮,不易破溃,部分水疱可融合成多房性大疱,去除疱壁可露出蜂窝状鲜红糜烂面。水疱数天后可干涸,出现领圈状脱屑,皮损可持续向周围蔓延,形成界限清晰的鳞屑性斑。瘙痒显著。

(三)角化过度型

角化过度型又称角化增生型,病原菌以红色毛癣菌为主,少数为絮状表皮癣菌。临床上以糠状鳞屑、伴有角化过度为主要特点,常伴发甲癣。皮损多累及掌跖部及足跟、足侧缘。皮损处皮肤呈明显粗糙、角质增厚、干燥、脱屑,冬季皮损处易发生皲裂、出血,疼痛,皮损还可向足背蔓延。病程呈慢性经过。自觉症状轻微。

手足癣治疗不彻底,可表现为慢性经过或长期迁延不愈。

足癣多累及双侧,手癣则常单侧发病,如患者手足均被累及,可见到所谓"两足一手"现象,又被称为"两足一手综合征",有提示癣病诊断的意义,且此型多由红色毛癣菌所致,现已证明两足一手综合征的手部感染几乎均由搔抓病足所致。相比之下,两足两手感染现象相对少见。故该现象可能与习惯性用同一只手搔抓患足,手部暴露于通风、干燥的环境等因素有关,有学者认为两足一手综合征有较强的家族聚集和遗传易感倾向。

足癣(尤其是趾间浸渍糜烂型),如不及时治疗,易继发细菌感染,主要为金黄色葡萄球菌、溶血性链球菌等,出现脓疱、溃疡、脓性渗液,并继发丹毒、急性淋巴管炎、淋巴结炎和蜂窝织炎,炎症反应明显时还可引发局部湿疹样改变和癣菌疹。

三、诊断和鉴别诊断

根据典型临床表现,结合真菌镜检及培养结果不难做出诊断。

临床上需与湿疹、汗疱疹、掌跖脓疱病、掌跖角化症、接触性皮炎等鉴别。真菌直接镜检是确诊的主要手段。

四、预防和治疗

手足癣的治疗应注意要及时、彻底,消灭传染源;注意个人卫生,穿透气性良好的鞋袜,保持足部干燥清洁;不共用鞋袜、浴盆、脚盆等生活用品;日常生活中应避免刺激性物质对手足部皮肤的损伤;伴甲真菌病者应同时治疗,以免互相感染。

以外用药物治疗为主,治愈的关键在于坚持用药,疗程一般需要2~4周,如不长期规范用药,极易复发;角化过度型手足癣或单用外用药疗效不佳者应考虑系统用药。

(一)外用药物治疗

目前主要为唑类和丙烯胺类,根据不同临床类型和外用药的使用原则,选择不同的处理方法,急性损害如浸渍糜烂型或伴有水疱时,给予3%硼酸溶液、0.1%利凡诺尔等湿敷,渗出减少消退后再给予粉剂(如枯矾粉、咪康唑粉等)、抗真菌制剂。应选择刺激性小的抗真菌制剂或药物,切忌使用刺激性强的药物。角化过度型无皲裂时可使用角质剥脱剂,如水杨酸、间苯二酚等。

（二）以下情况可考虑应用系统抗真菌药物

某些类型如角化增厚型外用药物疗效欠佳者；浸渍糜烂严重，使用外用药物易引发细菌感染者；对外用药物依从性差，反复发作者；无禁忌证，可给予伊曲康唑（200 mg/d，餐后即服，疗程1～2周）或特比萘芬（250 mg/d口服，疗程2～4周）。足癣继发细菌感染时应联合应用抗生素，同时可局部用1∶5 000高锰酸钾溶液或0.1%利凡诺尔湿敷；引发癣菌疹时，应在积极治疗原发病灶的同时给予抗过敏治疗。

第三节　体癣和股癣

体癣是指发生在除头皮、掌跖和甲以外体表部位的皮肤癣菌感染；股癣是指臀部、腹股沟、会阴及肛周的皮肤癣菌感染。二者本质上为皮肤癣菌病在不同部位的表现。

一、病因与发病机制

本病主要由各种皮肤癣菌感染引起，以红色毛癣菌最为多见，其他如须癣毛癣菌、疣状毛癣菌、犬小孢子菌等也可引起本病。体股癣可通过直接接触或间接接触传播，也可通过手、足、甲癣的自身接种感染。

皮肤癣菌定植、生长与真菌和机体两方面因素有关，皮肤癣菌在与皮肤角质层接触后，在皮肤表面黏附、定植并穿透角质层细胞，皮肤癣菌继续繁殖形成菌丝，产生和分泌细胞外蛋白酶等炎症介质，进一步影响角质形成细胞的增生。机体提供了有利于皮肤癣菌生长的因素，如机体防御受损、角质层的高水合状态及为皮肤癣菌提供营养的特殊解剖结构；抗皮肤癣菌感染的机制受到破坏，如皮肤屏障功能下降、皮肤的温度、湿度和pH值适合真菌生长，正常菌群微环境的改变，角质层的更新障碍，非特异性免疫以及特异性免疫反应的改变等。

二、临床表现

体癣在气候炎热的夏秋季节多发。人群易感因素包括肥胖多汗、糖尿病、慢性消耗性疾病、长期应用糖皮质激素或免疫抑制剂者。体癣和股癣临床特点类似。

(一)体癣

原发损害为针头大小的红色丘疹、丘疱疹或水疱,随后形成有明显鳞屑的红色斑片,境界非常清楚,逐渐向周围等距离扩展蔓延,皮损中心有自愈倾向,边缘由丘疹、丘疱疹和水疱、结痂、鳞屑连成狭窄隆起呈环状或多环状,形状如古铜钱状,故有人称之为"铜钱癣"。皮损中央常出现色素沉着。由亲动物性皮肤癣菌(如犬小孢子菌)引起的病灶炎症反应较明显。自觉不同程度的瘙痒,也可因长期搔抓刺激等引起局部湿疹化或苔藓样改变。

(二)股癣

典型皮损好发于腹股沟或臀部。单侧或双侧,有反复发作倾向。基本皮损与体癣相同,发生于腹股沟处的皮损下缘往往较显著,上缘并不清晰,阴囊、阴茎较少受累。由于患处潮湿、透气性差,且易受摩擦,常使皮损炎症明显,瘙痒显著。

如患者使用了外用糖皮质激素或不规范治疗,可使皮损很不典型,称"难辨认癣",很容易误诊,需真菌学检查方可确诊。

三、诊断和鉴别诊断

根据典型的临床表现、皮损处鳞屑直接镜检和/或培养查到菌丝或孢子,可明确诊断。

本病需要与慢性湿疹、慢性单纯性苔藓、玫瑰糠疹等鉴别。

四、预防和治疗

为防止本病发生,应注意卫生清洁,不与患者共用衣物鞋袜、毛巾、浴盆等,穿着透气性良好的内衣;对手、足、甲癣应及早诊断,积极治疗,减少自身传染的可能性;尽量不接触患病的宠物和牲畜。

本病治疗以外用药物为主,皮损泛发、皮损较严重者以及外用药疗效不佳者应考虑系统给予内服抗真菌药物治疗。

(一)外用药物治疗

有多种抗真菌外用药物供选择,如唑类、丙烯胺类、吗啉类、环吡酮类等。应坚持用药2周以上或皮损消退后继续用药1～2周,以防止复发。应注意剂型的合理选择,需特别注意皮损的炎症较重或特殊部位的感染,防止产生刺激反应,加重病情。婴幼儿股癣患者应选择作用温和、刺激性小、浓度较低的外用药,并保持局部清洁干燥。

(二)内服药物治疗

对顽固性的泛发型体癣可选用系统抗真菌药物治疗,如伊曲康唑(200 mg/d,餐后即服,疗程1～2周)或特比萘芬(250 mg/d 口服,疗程2周),与外用药物联合使用可增加疗效,缩短病程。

第四节 花 斑 癣

花斑癣是由圆形糠秕马拉色菌引起的一种皮肤浅表角质层慢性真菌病。本病遍布世界各地,常见于温度和相对湿度较高的热带和温带地区。

一、病因及发病机制

圆形糠秕马拉色菌已被证实为本病致病菌,此菌系条件致病菌,当皮肤多汗,卫生条件差,长期应用糖皮质激素及罹患慢性消耗性疾病时,该菌可由腐生性酵母型转化成致病性菌丝型,引起皮肤发病。

二、临床表现

本病一般无自觉症状,但当劳动、日晒或多汗时可有瘙痒感。男性较女性为多,男女之比为 7.45：1。任何年龄均可发病,我国报道最小者 7 周岁,最大 60 岁。慢性病程,常冬天减轻,夏天加重。皮疹好发于皮脂腺丰富的部位,如躯干、颈部、上臂、腹部及面部,亦可累及臀部、腋窝及腹股沟。皮损为粟粒、黄豆及至蚕豆大圆形或类圆形斑疹,反光性强,表面覆以极薄的糠秕样鳞屑。多数患者的皮损弥漫、对称,斑疹与皮肤取平或微高起,境界清楚。根据皮疹形态可分四型。

(一)花斑型

花斑型初起呈淡褐色,表面发亮,以后出现色素减退。由于新旧皮损混在一起,而呈花斑状。

(二)毛囊型

毛囊型损害沿毛囊分布,似毛囊性丘疹或斑片,鳞屑极薄。

(三)白斑型

白斑型除去鳞屑或痊愈后,遗留色素暂时减退。此型预示本病处于缓解阶段。

(四)斑片型

斑片型此型损害较少,一片或数片,表面鳞屑较厚,色泽较深。

三、诊断及鉴别诊断

根据临床表现,真菌检查,Wood 灯下皮损处显示淡黄色或淡褐色荧光,诊断不难。应与脂溢性皮炎和玫瑰糠疹鉴别,前者好发于皮脂腺分泌旺盛处,真菌检查阴性。玫瑰糠疹先有母斑,皮疹椭圆形,其长轴与皮纹相一致。

四、治疗

(一)全身治疗

病情严重且久治不愈者,可考虑全身用药,如口服伊曲康唑及氟康唑等,而大多资料表明口服特比萘芬无效。

(二)局部治疗

(1)15％～20％冰醋酸溶液或 3％～6％复方水杨酸液,涂病损处,每天 1 次,连续用药 7～10 天,治愈后每隔 1～2 周再涂 1 次,以防复发。

(2)1％益康唑霜,每天 2 次,5 天为一疗程。

(3)50％丙二醇溶液,外用,每天 2 次,连续治疗 2 周。

(4)40％硫代硫酸钠涂搽病损处,1～2 分钟后再涂 4％稀盐酸液,两者起化学反应,产生新生态的硫,以达到杀灭真菌的作用。

(5)一支黄花 500 g 加水 2 500 mL,浓煎成 250 mL,加入雄黄及硼砂各 9 g,擦患处。

(6)复方酮康唑霜外用。

(7)1％特比萘芬霜外用,治愈率达 70％～80％。

(8)2.5％硫化硒洗剂(商品名希尔生)外用皮疹处。

五、预防

早期发现患者,早期治疗。因本病无自觉症状,不易引起重视,故要加强宣传教育。另外要增强抵抗力,治疗力求彻底,治愈后衣被要消毒处理。

第五节　糠秕马拉色菌性毛囊炎

一、病因

由糠秕马拉色菌引起的毛囊炎性损害,称为糠秕马拉色菌性毛囊炎。

二、临床表现

糠秕马拉色菌性毛囊炎的典型皮损为毛囊性丘疹、丘疱疹或小脓疱,半球形,直径 2～4 mm,周围有红晕。好发于前胸、后背等皮脂腺丰富的部位,按痤疮治疗无效。

三、实验室检查

皮屑直接镜检可见毛囊炎处皮损中检出大量马拉色菌孢子。病理切片 PAS 染色对马拉色菌性毛囊炎有诊断意义。

四、诊断及鉴别诊断

结合毛囊炎样皮疹,用常规痤疮治疗无效,马拉色菌镜检阳性可诊断。糠秕马拉色菌性毛囊炎应与化脓性毛囊炎和痤疮进行鉴别,主要依靠真菌学检查,必要时进行病理检查。

五、治疗

(一)局部治疗

抗真菌制剂外用,也可用 5% 水杨酸酒精,50% 丙二醇溶液,25% 硫化硒溶液外用,还可用 20%～30% 硫代硫酸钠液。

(二)全身治疗

酮康唑口服 400 mg/d,分 2 次服,每周 1 天,连续 2～3 周;也可服伊曲康唑,200 mg/d,连续 2～3 周。服药期间尽可能减少洗澡次数。

第六节 念珠菌病

一、病因及发病机制

本病是由念珠菌属的白念珠菌、克柔念珠菌、热带念珠菌、星形念珠菌及高氏念珠菌等引起,其中主要是白念珠菌所致。侵犯皮肤、黏膜和内脏,表现为急性、亚急性和慢性炎症。念珠菌为条件致病菌,病原菌侵入机体后能否致病,与念珠菌的毒力、数量、入侵途径以及机体本身抵抗力有密切关系,当患者细胞免疫功能缺陷,或长期使用抗生素、糖皮质激素和免疫抑制剂,或严重烧伤和肿瘤患者,均易患念珠菌病。

二、临床表现

念珠菌病在临床上有黏膜、皮肤及系统性表现。黏膜病变以口腔念珠菌病"鹅口疮"为白念珠菌感染最常见表现,在舌、软腭等处覆盖奶油色或灰白色膜,揭去后可留下红色渗出性基底;阴道念珠菌感染者,在阴道黏膜上有黄色奶油样排泄物和成片灰白色伪膜,甚者可有脓疱、剥蚀或溃疡;念珠菌性阴茎包皮炎较少见,在阴茎龟头及冠状沟处发生浅红色糜烂或薄壁脓疱。念珠菌感染还可在腹股沟、乳房下、臀裂等处发生红斑、糜烂、渗液,红斑周围有卫星状水疱、脓疱。亦可表现为尿布皮炎、慢性甲沟炎或念珠菌性肉芽肿。念珠菌系统感染表现为尿路感染、心内膜炎、脑膜炎及败血症等。

三、诊断及鉴别诊断

根据临床特点,真菌直接镜检及培养,组织病理变化,诊断不难。应与黏膜白斑、维生素 B_2 缺乏及阴道滴虫等鉴别。

四、治疗

念珠菌病的治疗包括全身与局部抗真菌治疗,前者用于系统性感染,后者以局部感染为主。

(一)全身治疗

1.两性霉素 B

两性霉素 B 加入 5% 葡萄糖液中静脉滴注,首次用 1 mg,第 2 天 3 mg,以后成人每天增加 5 mg,儿童增加 1~2 mg,至 1 mg/(kg·d)后,每天 1 次或隔天

1 次，一般治疗 6～12 周。对病情严重者，可给予 1 mg 试验量后，即用 0.25 mg/kg，次日 0.5 mg/kg，每天总量不超过 0.5 mg/kg。念珠菌性脑膜炎可鞘内注射，自 0.1 mg 开始，渐增至 0.5～1.0 mg，每周 2 或 3 次，注射时加小量地塞米松，用脑脊液反复稀释后慢慢注射于鞘内。用药时可用黑色纸将药液包起避光，以保持药液稳定。静注可发生寒战、高热、头痛、恶心、呕吐等，剂量过大时，可引起心律失常。为防严重反应发生，可静脉滴注地塞米松 5～10 mg。其他不良反应有低血钾、静脉炎；较严重的不良反应为肾功能障碍，表现肾小球滤过率降低。

2.球红霉素

开始 1 mg/kg，溶于 5％～10％葡萄糖溶液内缓慢静脉滴注，20～40 滴/分，逐渐增至 1.5～2.0 mg/kg，每天或隔天 1 次，每天总量在 3 mg/kg 以内，不良反应与两性霉素 B 相似，但较轻。

3.克霉唑

30～60 mg/(kg·d)分次口服，一般治疗 2～4 周。严重病例应与其他抗真菌药联合使用。克霉唑的不良反应较少。可有轻度胃肠道反应。

4.酮康唑

成人 200～400 mg/d。饭前口服。服药期间避免使用抑酸制剂，以免影响药物吸收。

5.氟胞嘧啶

进入体内变成氟尿嘧啶，与真菌细胞 RNA 结合，释放出尿嘧啶而成异常的 RNA，从而扰乱真菌细胞蛋白合成，以达到抑制或杀死真菌。用量为 150～200 mg/(kg·d)，连用 1～2 个月。与两性霉素 B 联合应用，效果更好。

6.大蒜注射液

成人 40～100 mL/d，加入 5％葡萄糖注射液中静脉滴注，疗程视病情而定，2 周到数月。最好与其他抗真菌药联合使用，单独应用药效较差。

7.氟康唑

氟康唑为三唑类化合物，是较新的咪唑类抗真菌衍生物，口服吸收完全，亦可注射，组织器官内浓度较高。0.2～0.4 g/d 静脉滴注，疗程 4～6 周；或 150～450 mg/d，分次口服。

8.两性霉素 B

0.6 g/(kg·d)，开始量宜小，逐渐增加至 20～30 mg/d，每天或隔天静脉滴注 1 次。不良反应同两性霉素 B，但较轻。

9.制霉菌素

它可破坏真菌细胞膜,释放钾,引起细胞内糖原分解,而失去活性。由于本品不易吸收,因此,仅适用于治疗胃肠道、皮肤和黏膜念珠菌感染。

10.咪康唑

作用于细胞膜并引起胞质内容的渗漏。剂量为 $400\sim1\,200$ mg,每 8 小时服 1 次,疗程视病情而定,一般 $3\sim12$ 周,亦可静脉滴注。不良反应有变态反应、心动过速、发热、畏寒、白细胞及血小板计数下降。

(二)局部治疗

局部治疗包括皮肤和黏膜,可用 1% 甲紫溶液外涂,或涂制霉菌素液($200\,000$ U/mL);口腔和咽部念珠菌感染可用 0.25% 两性霉素 B 液雾化吸入,每天 1 或 2 次。阴道念珠菌病用制霉菌素阴道栓剂。1% 特比萘芬外用对皮肤黏膜念珠菌病效果也很好。

五、预防

(1)设法除去一切与本病发生有关因素,如尽量避免长期应用抗生素、糖皮质激素和免疫抑制剂等。

(2)对长期使用糖皮质激素、抗生素及免疫抑制剂者,应经常检查黏膜、皮肤有无念珠菌感染,并定期检查粪、尿及痰。

(3)对有免疫功能缺陷者可不定期使用细胞刺激剂,如转移因子 $1\sim4$ U 皮下注射,每周2次,或胸腺素肌内注射。

(4)对必须长期应用抗生素、糖皮质激素和免疫抑制剂者,可间歇给予制霉菌素或伊曲康唑、氟康唑等做预防性治疗。

第七节　孢子丝菌病

一、病因及发病机制

孢子丝菌病是由申克孢子丝菌所致的皮肤、皮下组织及其邻近淋巴系统的慢性感染,该病发病常与皮肤外伤有关。

二、临床表现

损害常位于四肢和头面部等暴露部位,自觉症状轻微。典型损害为皮下结节或暗红色浸润性斑块,与皮肤轻度粘连,表面轻度疣状增生,破溃后可有脓性分泌物排出。常见皮下结节沿淋巴管排列的皮肤淋巴管型,固定型较为少见,播散型更少见。

三、实验室检查

脓液和组织的真菌培养有申克孢子丝菌生长,组织病理学表现为化脓性肉芽肿并可发现星状体和孢子。

四、诊断及鉴别诊断

根据外伤史及皮损典型特点和部位,结合真菌学和组织病理学特点即可确诊。应与皮肤结核和皮肤着色芽生菌病相鉴别。

五、治疗

碘化钾口服,10%碘化钾每次 10～20 mL,每天 3 次,连续 3～6 个月,皮疹消退后维持 1～2 个月。如对碘化钾过敏,可采用伊曲康唑或特比萘芬口服治疗。

第八节　着色芽生菌病

一、病因及发病机制

着色芽生菌病是指由一组暗色真菌所致的皮肤和皮下组织的感染。其发病与外伤有关。近年来,着色真菌感染的发病率有逐渐上升趋势。致病菌主要包括卡氏枝孢霉、裴氏着色霉、紧密着色霉、疣状瓶霉等。

二、临床表现

本病好发于四肢暴露部位,可有局部外伤史。典型损害呈疣状或菜花状境界清楚之斑块或结节,中心往往消退,形成瘢痕,周围继续进展,可形成散在的卫星状损害。在疣状增生的表面可见到黑色点状血痂,内含较多经过表皮排除的菌体成分,有助于诊断。陈旧损害由于纤维组织增生、瘢痕形成导致淋巴回流障碍,严重时累及整个肢体形成象皮肿。本病自觉症状轻微,可有微痒感,继发细菌感染可发生疼痛。本病慢性病程。

三、实验室检查

在皮损分泌物或活检组织中可以发现暗色分隔厚壁的硬壳小体;真菌培养有致病性暗色真菌生长。

四、诊断及鉴别诊断

根据本病典型的临床表现并结合实验室检查容易确诊;发生于四肢远端的慢性疣状增生性斑块和结节,可伴有脓肿和溃疡,应与暗色丝孢霉病、疣状皮肤结核、孢子丝菌病、梅毒、鳞状细胞癌等疾病鉴别,主要依靠真菌直接镜检、培养及组织病理学的检查结果,发现纵横分隔的硬壳小体对诊断有决定作用。

五、治疗

(一)外科治疗

外科治疗主要是局部切除,适用于早期孤立性的损害。

(二)物理疗法

温热疗法根据致病菌不耐高温的特点行局部加热疗法,以抑制其生长繁殖,常用蜡疗、电热、红外线等,也可用热水直接浸泡。其他物理疗法如冷冻、激光、X 线照射、电烧灼等方法均可应用于小面积的皮损。

(三)化学疗法

局部抗真菌制剂,还可外用高浓度的冰醋酸溶液;系统用药可应用氟胞嘧啶(5-FC)、酮康唑、伊曲康唑、氟康唑、两性霉素 B、碘化钾 10% 溶液等。

第九节　毛真菌病

一、病因及发病机制

此病主要诱因是糖尿病性酸中毒、儿童营养不良、严重烧伤、白血病、淋巴瘤、免疫缺陷、AIDS 患者等。毛霉科中的根霉属、毛霉属、犁头霉属是引起毛真菌病的最常见的 3 类真菌。

二、临床表现

这是一类急性、进展快速而凶险的感染,包括鼻脑毛霉病、肺部毛霉病、播散性毛霉病、胃肠毛霉病、皮肤毛霉病,其中鼻脑毛霉病最为凶险,临床表现为面部疼痛、头痛、嗜睡,严重者可致失明,病死率为80%～90%,常在7～10天内死亡。皮肤毛霉病最轻,表现为进行性增大的皮肤梗死性结节性红斑,可有坏死、焦痂形成、中心溃疡和糜烂。

三、实验室检查

在皮损分泌物或活检组织中可以发现厚壁的具折光性的菌丝,孢囊梗直接由菌丝长出,菌丝可分支,呈直角。

四、诊断及鉴别诊断

根据本病典型的临床表现并结合实验室检查确诊;本病死亡率高,常由尸解发现。

五、治疗

控制潜在疾病是治疗关键,抗真菌用两性霉素B、氟胞嘧啶等治疗,之前应外科扩创尽量清除坏死及无效组织。

第十节　隐球菌病

本病是由新生隐球菌引起的脑膜、脑、肺、皮肤或全身慢性、亚急性甚至急性感染。

一、病因及发病机制

新生隐球菌是本病的唯一病原菌。在室温及37℃条件下均可迅速生长并感染动物。本病的传播途径尚未阐明,当病原菌入侵体内正值机体免疫力下降时,即可直接蔓延并经血液循环播散。

二、临床表现

(一)皮肤、黏膜隐球菌病

皮肤、黏膜隐球菌病常属散播病变,见于10%～15%的患者。皮损为丘疹、痤疮样脓疱或脓肿,已溃烂。在原发接种感染的患者中多表现为局限的下疳型。此时有2/3的病例同时可以波及黏膜而呈结节性、肉芽肿性或溃疡性损害。

(二)中枢神经系统隐球菌病

患者常诉前额、双颞或眼球后头痛,间歇发作,频度进行性增加,致病情逐渐加重。多伴有发热及颈强直、压痛、抬颈及抬腿征阳性等脑膜刺激征。有时发生脑实质局限性肉芽肿,出现单纯占位性病变的有关症状如恶心、呕吐、智力减退、昏迷、麻痹、偏瘫等。眼征有视网膜模糊、眩晕、复视、畏光、眼球麻痹、震颤、弱视、视盘水肿等。精神障碍可很显著,如易于激动、躁动、多言、乱语、记忆力减退乃至明显的精神错乱等。也可呈癫痫样发作,尿失禁,膝及跟腱反射消失或亢进。

(三)肺隐球菌病

新生隐球菌几乎全部经肺部入侵而感染人体。症状有咳嗽、胸痛、无力、低热、体重减轻等,并且常有少量黏液痰或血痰,痰内存在病原菌。体征轻重不一,常见为呼吸音减弱,偶可见胸部叩诊变浊,有胸膜摩擦音、肺部湿啰音等。

(四)其他部位的隐球菌病

骨和关节以及前列腺、肝、脾、淋巴结等组织器官均可累及。但都较为少见,或常伴发于中枢神经系统隐球菌病及肺隐球菌病。

三、实验室检查

(一)实验检查

(1)墨汁染色检查:脑脊液或其他病灶分泌物的涂片,可见圆形或椭圆形带荚膜的厚壁酵母细胞。

(2)乳胶凝集试验或 ELISA 检测脑脊液中隐球菌抗原。

(3)真菌培养:有新生隐球菌生长。

(4)脑脊液检查:压力增高,外观可混浊。白细胞数增多,糖及氯化物在病程中后期明显下降;蛋白增高。

(二)血清学检查

由于患者血清中可测到的抗体不多,因此检测抗体阳性率不高,特异性不强,仅作辅助诊断。通常检测新型隐球菌荚膜多糖体抗原,以乳胶凝集试验灵感而特异,且有估计预后和疗效的作用。

四、诊断及鉴别诊断

早期诊断主要依靠临床医师的高度警惕,遇有可疑脑病时,即应作脑脊液检查如直接墨汁涂片有无厚荚膜的菌体,并同时作培养。阳性者即可诊断。双夹心 ELISA 抗原抗体反应常可助诊断。

中枢神经系统隐球菌病应与结核性脑膜炎、颅内占位性病变、蛛网膜炎及其他颅内炎症等疾病相鉴别,关键还在于临床结合查菌以确定诊断。

五、治疗

(一)一般治疗

注意营养及休息,尚应积极治疗潜在性疾病。

(二)药物治疗

药物治疗可用氟康唑、伊曲康唑、优立康唑及两性霉素 B 等。

对皮肤黏膜的隐球菌病除全身应用抗真菌药以控制原发病灶外,还应辅以局部处理,如上述各种药物的不同剂型作局部外用治疗等。

第十一节　暗色丝孢霉病

暗色丝孢霉病是由多种条件致病性暗色真菌引起的皮肤、皮下组织的炎性肉芽肿、囊肿、脓肿,还可侵犯指(趾)甲及引起系统感染的深部真菌病,系统性暗丝孢霉病病情凶险,预后差,死亡率极高。

一、诊断

(1)多有外伤史或有免疫功能减弱的基础病,如糖尿病、长期服用类固醇皮质激素、免疫抑制剂或有慢性消耗性疾病等。

(2)临床表现如下:皮肤表现可见红褐色、灰黑色或黑色的丘疹及结节,硬的表面凹凸不平、覆有黏着鳞屑的浸润性斑块,还可有囊肿或肉芽肿样皮损,其上黏着褐黑色蛎壳样厚痂,易出血、坏死并形成溃疡,伴恶臭,消退后留有萎缩的瘢痕,皮损可痒或不痒,继发感染后可有疼痛或压痛。可有发热、乏力、食欲缺乏等全身症状。皮肤损害易播散至全身各脏器,如淋巴结、骨骼、中枢神经系统、心、肺、肝、脾等,预后差,病死率高。

(3)实验室检查:病变部位真菌直接镜检可见棕色、分隔、粗细长短不一的菌丝或串珠样或扭曲的假菌丝,而无硬壳孢子。培养可长出黑色的菌落,小培养后根据分生孢子梗的形态可鉴定菌种。

二、鉴别诊断

(一)皮肤着色真菌病

皮损直接镜检或组织病理可找到棕色、分隔的硬壳孢子;而暗色丝孢霉病可见棕色、分隔、粗细长短不一的菌丝或串珠样或扭曲的假菌丝,而无硬壳孢子。

(二)孢子丝菌病

手背、上肢及面部多见,为沿淋巴管分布的皮下结节,组织真菌培养可见透亮纤细菌丝及梅花状的孢子。

三、治疗

(1)局限性皮肤病变口服抗真菌药物加手术治疗。

(2)系统性暗色丝孢霉病的治疗药物:10%的碘化钾、两性霉素 B、酮康唑、伊曲康唑、氟康唑等系统用药,部分患者可控制病情或好转,但停药后易复发。用药时间和剂量视病情好转情况而定,大部分患者需服药数年以上。

第十二节 奴 卡 菌 病

奴卡菌病是由放线菌属中的奴卡菌引起的一种急性或慢性化脓性或肉芽肿性感染,侵犯皮肤、皮下组织及内脏器官,以肺部及中枢神经系统多见,由于本菌的鉴定较困难,有时会被误认为是非致病菌而漏诊。

一、诊断

(1)患者多有明显的易感因素,如长期大量应用类固醇皮质激素或免疫抑制剂,血液系统的恶性肿瘤、AIDS 等,或有外伤史。

(2)可发生于任何年龄,但多见于青壮年,男性多于女性,农民及户外工作者多见。

(3)临床表现。①皮肤奴卡菌病:多有外伤史或接触土壤史,表现为脓疱、脓皮病、疣状皮肤结节或类似孢子丝菌病的皮肤淋巴管综合征,而炎症比孢子丝菌病剧烈,还可表现为皮下有压痛的硬结、溃疡等。②皮下组织型奴卡菌病:奴卡菌感染可引起足菌肿样改变。③肺奴卡菌病:可表现为慢性的小叶性或大叶性肺炎,也可为孤立的肺脓肿,还可表现为类似粟粒性肺结核的症状,可侵犯胸膜及胸壁。症状表现为非特异,可有发热、消瘦、咳嗽、胸痛等,严重者可播撒至中枢神经系统及全身其他器官。

(4)真菌学检查:一次分离出本菌不能够完全证明有临床意义,要排除实验室空气污染菌或呼吸道寄生菌的可能。分泌物或组织块消化离心后革兰染色,镜检为革兰阳性菌,菌丝纤细,直径为 $0.3 \sim 2 \mu m$,弯曲如树根状,并可断裂成长度不等的杆状或叉状体,部分抗酸染色阳性。真菌培养:$37 \ ^\circ\!C$ 培养可形成湿润而光滑的菌落,橘黄色至红色,进一步鉴定菌种而确定。

(5)组织病理:为化脓性肉芽肿样改变,见大量的多核白细胞浸润,还可见淋巴细胞、浆细胞的聚集,结节性的病灶中央可有坏死区和空洞区,在组织切片中不易找到病原菌。

二、鉴别诊断

(一)皮肤结核、孢子丝菌病、放线菌足菌肿等皮肤真菌病

皮肤结核灶内可找到典型的抗酸杆菌;足菌肿可从颗粒中找到病原体。

(二)肺结核、肺部肿瘤、各种不同微生物所致的肺部感染

主要依靠真菌学检查而确诊。

三、治疗

早期诊断、及时用药、尽早积极治疗原发病、提高机体抵抗力等对本病的预后至关重要。

(1)对已确诊的奴卡菌感染应首选磺胺类药物,如磺胺咪啶、磺胺甲基异恶唑等,加用甲氧咪啶。每天用药 6 g 以上,疗程 3～6 个月,病情严重者,需用药 1 年以上。磺胺类过敏者可选用米诺环素、多西环素、四环素等,对同时伴发的基础病应同时治疗。

(2)皮肤病灶清创、切除,对脓胸、脑脓肿切开引流或切除脓肿。

第十三节 足 菌 肿

足菌肿又称为马杜拉足或马杜拉菌病,是由真菌(可以是真菌或皮肤癣菌)、放线菌及细菌等引起的慢性肉芽肿性感染,临床表现相似,但后者要用抗生素而非抗真菌药物治疗,这里主要介绍真菌性足菌肿。

一、诊断

（1）多见于中年人，好发于四肢暴露部位，以足部多见，常有外伤史。

（2）皮损开始为暗红色丘疹、结节、脓疱，逐渐融合成肿块和多发性的脓肿，与皮肤粘连，表面呈暗红色，脓肿破溃后可形成瘘管，陈旧的皮损形成瘢痕，新的皮损不断产生，终年不愈，久之结节、肿块、瘘管及瘢痕可同时布满，皮肤高低不平，在流出物中混有颜色不同的颗粒。

（3）在脓液或组织中可查到颗粒并镜检颗粒的结构可诊断。标本取自瘘管深层引流的脓液，或刮取病灶内组织及活检材料，可见颗粒为圆形或不规则的团块，其颜色可呈白、黄、棕、红、黑等不同；颗粒直接镜检，革兰染色可见颗粒内纤细分支、革兰阳性。培养可确定致病菌菌种。

（4）病理主要表现为化脓性肉芽肿，颗粒位于脓肿的中央，颗粒内可见纤细的菌丝，周围可见大量的炎性细胞、上皮细胞、巨噬细胞和多核巨细胞浸润，绕以致密的纤维组织及毛细血管。

二、鉴别诊断

（一）皮肤结核、肿瘤

皮肤结核多发生于面颈部，病灶内可查到抗酸结核分枝杆菌，皮肤肿瘤病理可见恶性细胞。

（二）孢子丝菌病

手背、上肢及面部多见，为沿淋巴管分布的皮下结节，组织真菌培养可见透亮纤细菌丝及梅花状的孢子。

（三）着色真菌病

多见于下肢，为疣状增生结节、斑块，分泌物或组织病理可见棕色、有横膈的硬壳孢子。

三、治疗

（1）尽量避免外伤和接触腐物，有外伤时要及时对症治疗。

（2）皮损小时可手术切除并同时辅以药物治疗。

（3）放线菌性足菌肿要用多种抗生素联合治疗，治愈率较高。

（4）真菌性足菌肿需用系统性抗真菌药物。①酮康唑：300～400 mg/d，连用8个月。②伊曲康唑：200～400 mg/d，逐渐减量，连续用药1年以上。③两性霉素B：对顽固病例为最有效的药物，疗程要足够长，还可在皮损局部进行局封注射治疗。

四、临床路径

(一)病史方面

患者常常有外伤史,皮损发生在暴露部位,以下肢多见。

(二)体检可见皮损的 3 个典型特征

局限性皮肤肿胀、窦道形成及颗粒的排出。

(三)实验室检查

可在脓液或窦道中找到颜色不同的颗粒,颗粒直接镜检见真菌菌丝或菌丝和孢子交织成的团块。

(四)治疗方面

用药疗程要足够长。

第三章

病毒性皮肤病

第一节 手 足 口 病

手足口病(hand foot and mouth disease,HFMD)是由肠道病毒引起的急性传染病,主要通过消化道、呼吸道和密切接触等途径传播,人群普遍易感,多见于学龄前儿童,尤以 5 岁以下儿童发病率最高。能引起手足口病的肠道病毒有许多种,其中以肠道病毒 71 型(enterovirus 71,EV71)和柯萨奇病毒 A 组 16 型(Coxsackie virus A16,CVA16)感染最为重要和常见,近年以 EV71 为主要流行的病毒,引起并发症较多。一年四季均可发病,以夏、秋季节最多。临床表现以手、足、口腔等部位的斑丘疹、疱疹为特征,多数症状轻,病程自限,1 周左右自愈;但部分 EV71 感染者可出现无菌性脑膜炎、神经性肺水肿、心肌炎、循环障碍等危重并发症,是死亡的主要原因。目前缺乏有效治疗药物,以对症治疗为主。本病传染性强,易引起暴发或流行,我国于 2008 年 5 月 2 天起,将之列为丙类传染病管理。

一、病原学

(一)EV71 和 AVA16 的结构和功能

肠道病毒属的多种病毒可引起手足口病,其中 EV71 和 CVA16 最重要和最常见,其他肠道病毒有柯萨奇病毒 A 组的 CVA2、CVA4、CVA5、CVA6、CVA10、CVA12,柯萨奇病毒 B 组的 CVB2～CVB5、CVB13 等以及埃可病毒某些血清型也可引起手足口病。

这些肠道病毒呈球形,二十面体立体颗粒,无包膜,直径 27～30 nm,其衣壳由 VP1、VP2、VP3 和 VP4 4 种蛋白组成。其基因组为单股正链 RNA,长 7.4～7.5 kb,两端为保守的非编码区,中间为连续的开放读码区,编码一条多聚蛋白,被病毒蛋白酶(2A、3C)经过若干次水解成为 11 个功能蛋白。5′端与病毒蛋白 VPg 结合,参与病毒 RNA 的合成、蛋白翻译和装配;3′端带有 polyA 尾,与病毒的感染性有关。编码多聚蛋白的基因组结构顺序为:结构蛋白(由 P4-P3-P2-P1 基因编码)和非结构蛋白(由 2A-2B-2C-3A-3B-3C 基因编码)。P1～P4 构成核衣壳颗粒,其中 P1、P2 和 P3 蛋白位于衣壳颗粒的表面,而 P4 位于衣壳内面,这 4 种衣壳蛋白均含有抗原决定簇,可诱导机体产生中和抗体。P1 蛋白的抗原性可区分血清型,是病毒与受体结合的主要蛋白。但 EV71 易发生变异和重组,致世界各地流行的病毒株有型的差别,给疫苗研制带来挑战。

(二)EV71 的受体与病毒复制

肠道病毒侵入宿主细胞首先与特异性受体结合,在受体的参与下完成脱壳、内吞过程。目前研究已证实,EV71 的受体主要是清道夫受体 B 类成员 2(scavenger receptor class B member 2,SCARB2)和 P-选择素糖蛋白配体-1(P-selectin glycoprotein ligand-1,PSGL-1)。SCARB2 属 CD36 家族成员,在中枢神经系统的神经元细胞、心肌细胞、呼吸道上皮细胞、肠道黏膜细胞等多种细胞中表达,是溶酶体膜上最丰富的蛋白之一,参与膜转运和溶酶体的重组,在 EV71 的吸附、内吞和脱壳等感染和致病机制中起关键作用。此外,引起手足口病的其他肠道病毒如 CVA16、CVA14、CVA7 感染宿主也利用 SCARB2 受体感染宿主细胞。PSGL-1 即 CD166,主要在淋巴细胞上表达,介导 EV71 附着、进入及复制过程,特别是参与免疫细胞的早期炎性应答,与选择素的相互作用,在炎症反应中起关键作用。实验研究证明 EV71 的 P1 衣壳蛋白上的 145 位点是与 PSGL-1 结合的关键控制点。有的 EV71 株并不利用 PSGL-1 作为受体,提示 EV71 感染免疫细胞有病毒株特异性。

EV71 在宿主细胞内复制须经历与受体结合、脱壳和内吞、转录和翻译、装配、释放等环节。P1 与宿主细胞 SCARB2 受体结合,借助网格蛋白依赖的内吞作用途径进入细胞溶酶体内。EV71 进入细胞后脱壳作用需要 SCARB2 和酸性环境,因而此受体是病毒结合、内吞和病毒脱壳等早期感染阶段中必不可少的介质。

EV71 感染诱导机体的免疫应答,其中细胞免疫应答是清除病毒的主要途径。EV71 侵入中枢神经系统,可能是透过血脑屏障或经轴突转运,同时必须逃避宿主的免疫系统的监视和清除作用。研究表明 EV71 可抑制宿主的抗病毒

Ⅰ型干扰素的表达,尤其是病毒蛋白酶(C3)可降解干扰素调节因子 7(interferon regulatory factor 7,IRF7),从而抑制宿主细胞抗病毒Ⅰ型干扰素应答,促进病毒在神经细胞中复制。

(三)抵抗力

手足口病病毒对外界环境的抵抗力较强,室温下可存活数天,污水和粪便中可存活数月。在 pH 3~9 的环境中稳定,不易被胃酸和胆汁灭活。对乙醚、脱氧胆酸盐、去污剂、弱酸等有抵抗力,能抵抗 70% 乙醇和 5% 甲酚皂溶液。对紫外线及干燥敏感,对各种氧化剂如高锰酸钾、过氧化氢溶液、漂白粉等也很敏感。病毒在 50 ℃可迅速灭活,在 4 ℃时可存活 1 年,−20 ℃可长期保存。

二、流行病学

(一)传染源

本病的传染源是患者和隐性感染者。患者为流行期间主要传染源,以发病后 1 周内传染性最强,其传染性可持续至症状和体征消失后数周。隐性感染者是散发期间主要传染源。

(二)传播途径

手足口病主要通过密切接触方式传播,病毒主要经口或呼吸道进入体内引起感染。急性期患者的口腔分泌物、皮肤疱疹液中亦含大量病毒,以及肠道均排出病毒,接触这些分泌物、排泄物或由其污染的手及生活用品而传播本病。托幼机构因密切接触可引起暴发流行,其中手被污染是最重要的传播媒介。目前尚未证明是否可经水和食品传播本病。

(三)易感人群

人群对引起手足口病的肠道病毒普遍易感,感染后可获得长期而牢固的特异性免疫。但肠道病毒种类和型别较多,病毒感染后诱导的特异性免疫缺乏交叉保护力,因此,机体可受到反复感染或多种肠道病毒混合感染。手足口病可发生于任何年龄组,但主要为 10 岁以下儿童,其中 3 岁以下儿童发病率最高。青少年和成人多为隐性感染,婴幼儿因缺少特异性免疫力而多为显性感染。EV71 病毒隐性感染与显性感染之比约 100∶1。柯萨奇病毒感染普通型手足口病为多,而 EV71 感染引起病情危重者多,易引起中枢神经系统并发症或神经性肺水肿。

(四)流行特征

手足口病在全球范围流行,热带地区全年发病,散发和暴发均无明显季节性;温带和亚热带地区四季均可发病,但有显著的夏秋季高峰。发病以儿童为多,托幼机构可出现聚集性暴发流行。

既往CVA16是手足口病流行的主要病原体。自1969年美国加州首先发现并分离EV71,1973年证实EV71也是引起手足口病的病原体,此后,在世界各地出现CVA16和EV71共同或交替流行,并确认EV71是引起婴幼儿手足口病合并严重神经系统并发症的主要病原体。2000年后,东南亚国家和地区手足口病流行的主要肠道病毒是EV71,而且呈现每2～3年周期性流行的特点。我国自1981年首次报道手足口病以来,在许多地区小范围流行,以CVA16为主要病原体。1996年我国首次从手足口病患者体内分离出EV71,曾引起局部地区流行。2008年后EV71成为主要流行病毒株,并遍及全国所有省市自治区。我国CDC对全国手足口病疫情回顾性分析显示,从2008年1月至2012年12月,我国报道手足口病疑似病例720万,发病率为1.2/(千人·年),发生心脏或神经系统并发症有82 486例,其中2 457例死亡(病死率3%),12～23月龄儿童病死率最高。从手足口病患儿分离出EV71、CVA16及其他型肠道病毒,其中EV71感染在轻型病例中占45%,危重病例中占80%,而在死亡病例中占93%。每年6月是我国北方地区的发病高峰,而南方地区分别在5月和10月有两次发病高峰。发病年龄以5岁以下儿童为主。EV71感染、发病年龄小和居住在农村未能得到及时诊治是危重病例的危险因素。

三、发病机制与病理

(一)发病机制

病毒从咽部或肠道侵入,在局部黏膜或淋巴组织中繁殖并排出,此时可引起局部症状。继而病毒侵入局部淋巴结,并由此进入血液循环形成第一次病毒血症。此时,可出现轻度不适或无症状。病毒经血液循环侵入网状内皮组织、深层淋巴结、肝、脾、骨髓等处大量增殖并再次进入血液循环,引起第二次病毒血症。病毒随血流进入全身各靶器官进一步增殖引起组织器官病变。在皮肤黏膜增殖引起疱疹或溃疡,在中枢神经系统引起无菌性脑膜炎,在心脏引起心肌炎等。

EV71具有高度的嗜神经性,侵入中枢神经系统后常导致大脑、中脑、小脑及脑干损伤,引起无菌性脑膜炎、脑脊髓膜炎、急性弛缓性软瘫(acute flaccid paralysis,AFP)以及感染后神经系统综合征。其中脑干脑炎引起的临床症状较重,以肌阵挛、共济失调、眼球震颤、动眼神经麻痹和延髓性麻痹,伴有或无影像学改变为特征。根据病程进展可分为3个阶段:无并发症期、自主神经系统紊乱期和肺水肿期。自主神经紊乱以冷汗、皮肤发花、心悸、呼吸急促、高血压为特征。肺水肿期以呼吸窘迫伴心动过速、呼吸急促、水泡音、泡沫样痰，胸部影像显示双侧肺部渗出无心脏扩大等表现为特征。研究证实 EV71 感染导致的自主神经紊乱和肺水肿主要是脑干的血管舒缩功能及呼吸中枢受损所致，而肺组织中无 EV71 感染的证据。中枢神经系统感染引起交感神经亢进，大量儿茶酚胺释放和自主神经功能障碍。肺水肿是由脑干损伤或由细胞因子释放致全身炎症反应综合征而引起肺部血管通透性增强所致。研究显示前炎性因子（IL-6、TNF-α、IL-β）与肺水肿有关，血浆 IL-10、IL-13、和 IFN-γ 水平明显升高。PSGL-1 即 CD162，是 EV71 的受体，在淋巴细胞表达。EV71 与淋巴细胞的 PSGL-1 受体结合可激活多个炎性因子或免疫应答信号途径，诱导树突状细胞、淋巴细胞等释放炎性因子以及神经毒性介质的表达，促进 EV71 复制，导致神经细胞损伤。EV71 亦可诱导受染神经细胞凋亡，而病毒蛋白 C3 蛋白酶可水解宿主蛋白，损伤宿主 mRNA，参与神经细胞凋亡机制。

(二)病理

手、足部皮肤斑丘疹和口腔疱疹或溃疡为手足口病的特征性病变。口腔病变始为 2～8 mm 的红色斑丘疹，进展为短暂的疱疹，继而形成带有红色晕轮的黄灰色溃疡，最后溃疡愈合。皮肤斑丘疹以 2～3 mm 的红色斑疹或丘疹为特征，中心有一个灰色小疱。皮疹呈椭圆形，与皮纹纵轴相平行，皮疹消失前结硬皮，不留瘢痕。组织病理学显示皮肤棘细胞间及细胞内水肿，细胞肿胀，体积增大，胞质苍白呈气球样变，逐渐发展至细胞膜破碎，形成网状变性即表皮内水疱，逐渐发展形成表皮下水疱，内有中性粒细胞和嗜酸性粒细胞。水疱周围上皮有细胞间和细胞内水肿，水疱下真皮有多种白细胞的混合型浸润。电镜下可见上皮细胞内有嗜酸性包涵体。

脑膜脑炎、心肌炎和肺水肿是手足口病的严重并发症。少数危重患者有脑组织水肿或脑疝形成。组织学以中枢神经系统炎症为主，其中以脑干脑炎及脊髓灰质炎症最明显，神经元变性、坏死或消失，中性粒细胞浸润，脑及脊髓内小血管内皮细胞变性、坏死、血栓形成，血管周围可见单核淋巴细胞呈套袖样浸润。脑膜脑炎表现为淋巴细胞性软脑膜炎，脑灰质和白质血管周围淋巴细胞和浆细胞浸润、局灶性出血和局灶性神经细胞坏死以及胶质反应性增生。心脏受累表现为心肌肥大，局灶性心肌细胞坏死，偶见间质淋巴细胞和浆细胞浸润，无病毒包涵体。肺部受累表现为多灶性出血性水肿和局部透明膜形成，可见肺细胞脱落和增生及片状肺不张，一般无明显炎性细胞浸润及弥漫性肺泡损伤，无病毒包涵体。

四、临床表现

手足口病潜伏期多为2~10天,平均3~5天。

(一)轻症病例

急性起病,以手、足和臀部皮肤出现疱疹和口腔散在溃疡为特征。多有咽部或口痛,影响进食,婴儿可表现拒食。口腔黏膜出现散在粟粒样疱疹,或灰黄色溃疡,周围有炎性红晕。多见于舌面、硬腭、颊黏膜或口唇。手、足、臀部皮疹为斑丘疹或疱疹,无疼痛感或瘙痒感。斑丘疹多在5天左右由红变暗,逐渐消退;疱疹呈圆形凸起,大小不等,内有浑浊液体,5~10天内结成硬皮逐渐消失,不留瘢痕。部分仅表现为皮疹或疱疹性咽峡炎,病程自限,多在1周内痊愈,预后良好。

(二)重症病例

起病后病情进展迅速,在发病1~5天出现脑膜炎、脑炎、脑脊髓炎、神经性肺水肿、循环障碍等,病情危重,病死率高,存活病例可留有后遗症。

1.神经系统表现

出现在皮疹后2~4天,表现为精神差、嗜睡、易惊、头痛、呕吐、谵妄甚至昏迷。或出现肢体抖动,肌阵挛、眼球震颤、共济失调、眼球运动障碍等脑干脑炎表现。肢体无力或急性弛缓性麻痹、惊厥,可有脑膜刺激征,腱反射减弱或消失,病理征阳性。有颅内高压或脑疝则表现为剧烈头痛、脉搏缓慢、血压升高、前囟隆起、呼吸节律不规则或停止,球结膜水肿、瞳孔大小不等、对光反应迟钝或消失。

2.呼吸系统表现

呼吸浅促或节律改变、呼吸困难,口唇发绀,咳嗽,咳白色、粉红色或血性泡沫样痰,肺部可闻及湿啰音或痰鸣音。

3.循环系统表现

面色苍白、皮肤花纹、四肢发凉,指(趾)发绀,出冷汗,毛细血管再充盈时间延长。心率增快或减慢,脉搏浅快或减弱甚至消失,血压升高或下降。

五、实验室及辅助检查

(一)血常规

轻症病例一般无明显改变,或白细胞计数正常或轻度升高。病情危重者白细胞计数明显升高($>15 \times 10^9$/L)或显著降低($<2 \times 10^9$/L),恢复期逐渐下降至正常。

(二)血生化检查

部分病例可有轻度丙氨酸氨基转移酶(ALT)、天门冬氨酸氨基转移酶(AST)、肌酸激酶同工酶(CK-MB)升高,升高程度与疾病严重程度成正比,与预后密切相关。病情危重者可有肌钙蛋白(cTnI)、血糖升高。C反应蛋白(CRP)一般不升高。乳酸水平升高。并发多脏器功能损害者可出现血氨、血肌酐、尿素氮等升高。

(三)血气分析

出现肺水肿时,动脉血氧分压降低、血氧饱和度下降,二氧化碳分压升高,酸中毒。

(四)脑脊液检查

中枢神经系统受累时,脑脊液外观清亮,压力增高,白细胞计数增多,多以单核细胞为主,蛋白正常或轻度增多,糖和氯化物正常。

(五)病原学检查

1.病毒分离培养

用组织培养方法分离肠道病毒是目前病原学诊断的金标准,取咽拭子、气道分泌物、疱疹液、脑脊液、粪便等标本行病毒分离培养,其中以粪便标本阳性率最高,但需要细胞培养设备和技术。EV71感染细胞谱广,非洲绿猴肾细胞(vero细胞)、人结肠癌细胞(caco-2)、人肺腺癌细胞(A594)、人横纹肌瘤细胞、HeLa细胞、人神经母细胞瘤细胞等细胞系均可用于培养分离并鉴定其细胞毒性。

2.分子诊断技术

用PCR技术检测肠道病毒特异性核酸序列并可鉴定其基因型或亚型,是目前常用的诊断方法之一。用RT-PCR技术检测肠道病毒VP1基因序列,可以定性或定量鉴定肠道病毒种类、血清型或亚型,亦可利用多重PCR技术在一次反应体系中同时检测多种肠道病毒。PCR技术具有快速、灵敏、特异性好的优点。

(六)血清学检查

1.中和抗体检测

用型特异性方法检测血清、脑脊液中肠道病毒的中和抗体是最常用的方法,可鉴定是何种病毒血清型,尤其是急性期和恢复期血清,间隔约2周,CvxA16、EV71等肠道病毒中和抗体有4倍以上的升高,具有诊断意义。此方法也可用于流行病学调查。

2.酶联免疫吸附试验(ELISA)

用ELISA检测血清中肠道病毒的IgM,在感染1周后即可检出,持续数周,具有早期诊断的意义。

(七)影像学检查

在疾病早期X线检查通常无异常,在中晚期出现双肺大片浸润影及胸腔积液,进一步发展为双侧对称性非心源性肺水肿。并发神经源性肺水肿时CT表现为弥漫而无规律的斑片状、团絮状或片状密度增高影。发生中枢神经系统症状时磁共振成像(MRI)可有异常改变,以脑干、脊髓灰质损害为主。

(八)其他检查

脑电图可表现为弥漫性慢波,少数可出现棘(尖)慢波。心电图,无特异性改变。少数病例可见窦性心动过速或过缓,Q-T间期延长,ST-T改变。

六、并发症及后遗症

最常见的并发症是脱水,吞咽疼痛致摄水困难是主要原因。少见而严重的并发症包括中枢神经系统、心脏和肺脏病变,主要见于EV71感染。脑脊髓膜炎轻微且多数能够自愈,脑脊髓炎比较严重且可造成后遗症。急性弛缓性软瘫发生率为2%～10%,治疗后多可逆转,严重者治愈后留有肢体无力。病毒性心包炎和/或心肌炎常见,大多数预后良好,重型心肌炎可导致死亡。重型肺炎和肺水肿可导致呼吸衰竭而死亡。中国台湾地区对有中枢神经系统并发症和心肺衰竭救治存活者的随访显示,75%在3年后仍发育迟缓,肢体无力和萎缩等后遗症发生率较高。

七、诊断与鉴别诊断

(一)诊断

根据幼儿手、足、臀部皮疹及口腔疱疹或溃疡等临床表现应考虑本病,病原学检查发现EV71、CVA16及其他柯萨奇病毒或埃可病毒可确诊,流行病学资料有助于诊断和鉴别。

1.临床诊断病例

(1)在流行季节发病,常见于学龄前儿童,婴幼儿多见。

(2)手、足、臀部和口腔典型皮疹,伴有或无发热。皮疹不典型时临床诊断困难,需结合病原学或血清学检查做出判断。

2.确诊病例

临床诊断病例具有下列之一者即可确诊。①肠道病毒(EV71、CVA16等)特异性核酸检测阳性。②分离出肠道病毒并鉴定为EV71、CVA16或其他肠道病毒。③急性期与恢复期血清肠道病毒特异性中和抗体滴度4倍以上升高。

3.临床分类

根据临床表现可分为以下几种。

(1)普通病例:手、足、口、臀部皮疹,伴或无发热。

(2)重症病例:①重型,出现神经系统受累表现,如精神差、嗜睡、易惊、谵妄;头痛、呕吐;肌阵挛、眼球震颤、共济失调、眼球运动障碍;无力或急性弛缓性麻痹;惊厥,脑膜刺激征,腱反射减弱或消失。②危重型,出现下列情况之一者。频繁抽搐、昏迷、脑疝;呼吸困难、发绀、血性泡沫痰、肺部啰音等;休克等循环功能不全表现。

(二)鉴别诊断

1.其他儿童发疹性疾病

手足口病普通病例需要与丘疹性荨麻疹、水痘、不典型麻疹、幼儿急疹、带状疱疹以及风疹等鉴别。可根据流行病学特点、皮疹形态、部位、出疹时间、有无淋巴结肿大以及伴随症状等进行鉴别,以皮疹形态及部位最为重要。最终依据病原学和血清学检测进行鉴别。

2.其他病毒所致脑炎或脑膜炎

由其他病毒引起的脑炎或脑膜炎如 HSV、CMV、EBV 及呼吸道病毒等需要鉴别,临床表现与手足口病合并中枢神经系统损害的重症病例表现相似,对皮疹不典型者,应根据流行病学史尽快留取标本进行肠道病毒,尤其是 EV71 的病毒学检查,结合病原学或血清学检查做出诊断。

3.脊髓灰质炎

重症手足口病合并急性弛缓性瘫痪时需与脊髓灰质炎鉴别。后者主要表现为双峰热,病程第 2 周退热前或退热过程中出现弛缓性瘫痪,病情多在热退后到达顶点,无皮疹。

4.肺炎

重症手足口病可发生神经源性肺水肿,应与肺炎鉴别。肺炎主要表现为发热、咳嗽、呼吸急促等呼吸道症状,一般无皮疹,无粉红色或血性泡沫痰;胸片加重或减轻均呈逐渐演变,可见肺实变病灶、肺不张及胸腔积液等。

5.暴发性心肌炎

以循环障碍为主要表现的手足口病重症病例需与暴发性心肌炎鉴别。暴发性心肌炎无皮疹,有严重心律失常、心源性休克、阿斯综合征发作表现。心肌酶谱多有明显升高,胸片或心脏彩超示心脏扩大,心功能异常恢复较慢。最终须依据病原学和血清学检测进行鉴别。

八、预后

手足口病普通型病程自限,预后良好。合并有中枢神经系统和/或心肺衰竭并发症的重型和危重型患儿预后较差。柯萨奇病毒感染引起的手足口病多为普通型,EV71感染引起的手足口病重型和危重型病例发生率较高。危重型脑炎、心肺功能衰竭、肺出血是主要死亡原因。

九、治疗

目前尚无特效药物治疗方法,以对症、支持治疗为主。按丙类传染病要求进行报告。

(一)普通病例

1.隔离消毒

注意隔离2周,避免交叉感染。轻症患儿可居家隔离,直至症状消退和皮疹结痂。症状较重或有重症倾向者应住院治疗。患儿玩具、餐具及用过的物品和排泄物应彻底消毒。

2.对症治疗

适当休息,清淡饮食,做好口腔和皮肤护理。有发热、消化道或呼吸道症状时采用中西医结合治疗。

(二)重症病例

1.神经系统受累治疗

(1)降低控制颅内高压:限制入量,积极给予甘露醇降颅压治疗,每次0.5~1.0 g/kg,每4~8小时一次,20~30分钟快速静脉注射,根据病情调整给药间隔时间及剂量。必要时加用呋塞米。

(2)酌情应用糖皮质激素治疗:甲泼尼松龙1~2 mg/(kg·d);氢化可的松3~5 mg/(kg·d);地塞米松0.2~0.5 mg/(kg·d),病情稳定后,尽早减量或停用。个别病例进展快、病情凶险可考虑加大剂量,如在2~3天内给予甲基泼尼松龙10~20 mg/(kg·d)(单次最大剂量不超过1 g)或地塞米松0.5~1.0 mg/(kg·d)。

(3)酌情应用静脉注射免疫球蛋白总量2 g/kg,分2~5天给予。

(4)其他对症治疗:降温、镇静、止惊。

(5)严密观察病情变化,密切监护。

2.呼吸、循环衰竭治疗

(1)保持呼吸道通畅,吸氧。

（2）确保两条静脉通道通畅,监测呼吸、心率、血压和血氧饱和度。

（3）呼吸功能障碍时,及时气管插管使用正压机械通气。

（4）在维持血压稳定的情况下,限制液体入量(可根据中心静脉压、心功能、有创动脉压监测调整液量)。

（5）头肩抬高 15°～30°,保持中立位;留置胃管、导尿管。

（6）药物应用:根据血压、循环的变化酌情用血管活性药物和利尿剂。

（7）保护重要脏器功能,维持内环境的稳定。

（8）监测血糖变化,严重高血糖时可应用胰岛素。

（9）抑制胃酸分泌:可应用胃黏膜保护剂及抑酸剂等。

（10）继发感染时给予抗生素治疗。

3.恢复期治疗

（1）促进各脏器功能恢复。

（2）功能康复治疗。

（3）中西医结合治疗。

十、预防

（一）控制传染源

加强监测,做好疫情报告。及时发现患者,并积极采取隔离预防措施,防止疾病蔓延扩散。流行期间托幼机构和学校做好晨间体检,发现疑似患者,及时隔离治疗。医院加强预诊,设立专门诊室,严防交叉感染。

（二）切断传播途径

做好环境卫生、食品卫生和个人卫生。强调饭前便后洗手,预防病从口入。流行期间不去拥挤公共场所,减少被感染机会。被污染的日用品及食具等应消毒,粪便及分泌物用 3% 含氯石灰(漂白粉)液浸泡,衣物置阳光下暴晒,室内保持通风换气。

（三）提高免疫力

注意婴幼儿的营养、休息,防止过度疲劳降低机体抵抗力。目前尚无可用的疫苗,但近期我国 3 个科研机构已研制出 EV71 基因 C4 型灭活病毒疫苗,Ⅲ期临床试验显示其保护性高达 90% 以上。

第二节 单纯疱疹

疱疹病毒科是属于有包膜的线状双链 DNA 病毒,它广泛存在于自然界中,目前已鉴定或部分鉴定的约有 100 种。根据病毒的理化性质、生物学特性将疱疹病毒分成 α、β、γ 3 个亚科。单纯疱疹病毒(herpes simplex virus,HSV)属于 α 疱疹病毒亚科,包括 HSV-1 和 HSV-2 两型。HSV-1 主要感染口、眼、唇的皮肤和黏膜以及中枢神经系统,偶见于外生殖器;HSV-2 一般与外生殖器感染和新生儿感染有关,偶见于口腔病变。孕妇感染 HSV 后,易发生流产,造成胎儿先天畸形和智力低下,40%～60% 的新生儿在通过产道被 HSV-2 感染后,出现高热、呼吸困难和中枢神经系统病变,其中 60%～70% 受染新生儿可因此而死亡,幸存者中后遗症可达 95%。在人群中 90% 以上的人曾感染过 HSV,其中很大一部分导致潜伏感染,病毒在体内可维持数年以致终身。医学界近年多方面的研究表明 HSV-1 和 HSV-2 可能分别与唇癌和宫颈癌的发生有关。并且 HSV-2 外生殖器感染是仅次于人类免疫缺陷病毒(HIV)感染的性传播疾病,故它又引起了医学界新的重视。研制疫苗是目前唯一可行的有效方法,它能使机体在抗 HSV 感染免疫中,发挥体液免疫和细胞免疫功能来消除 HSV 感染。

一、病原学

HSV 属疱疹病毒科人疱疹病毒属,是最早发现的人类疱疹病毒。病毒颗粒为球形,直径150～220 nm,由包膜、被膜、核衣壳、含 DNA 的核心组成。包膜为类脂双层膜,表面有长8～10 nm 的突起,内含病毒的糖蛋白。DNA 为双链线形 DNA,长约 154 kb。根据基因组的限制性内切酶图谱和编码的蛋白质的不同,分为 HSV-1 和 HSV-2,二者有 50% 同源性。病毒包膜的糖蛋白为特异性,具有使病毒吸附传入敏感细胞、促进病毒包膜和宿主细胞膜之间融合等功能。作为抗原可刺激机体产生具有保护作用的中和抗体,并具有刺激 T 细胞增殖和杀伤的能力。

HSV 感染后可在宿主体内终身潜伏,并可在邻近原始感染部位被激活,在三叉神经节、骶部和迷走神经节可分离出病毒。HSV 的成分中 60%～80% 为蛋白质,20%～25% 为磷脂化合物,6%～7% 为 DNA。抵抗力弱,在 50～52 ℃水中 30 分钟即灭活,对乙醚、去氧胆酸钠、氯仿等敏感。胰蛋白酶、酸性、碱性磷酸

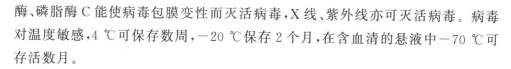

酶、磷脂酶 C 能使病毒包膜变性而灭活病毒,X 线、紫外线亦可灭活病毒。病毒对温度敏感,4 ℃可保存数周,−20 ℃保存 2 个月,在含血清的悬液中−70 ℃可存活数月。

二、流行病学

(一)传染源

HSV 能感染多种动物,包括小鼠、家兔、鸡、豚鼠等,但人是唯一的传染源,包括患者和无症状病毒携带者。病毒在病灶分泌物、唾液、粪便、生殖道分泌物中普遍存在,人群中有 1‰～2‰的成年人和 5‰～8‰的儿童唾液中有 HSV-1 病毒排出。HSV-1 抗体阳性者近 1/3 有唾液排毒。

(二)传播途径

HSV-1 主要经呼吸道、消化道传播,破损的皮肤黏膜直接接触含病毒的分泌物亦可传播。HSV-2 可通过性交传播,新生儿在分娩时经产道时受感染,产妇患原发性生殖器疱疹时有 50%的概率使胎儿受感染,患复发性疱疹时传染胎儿的可能性较小。HSV 在外界抵抗力很弱,传染性一般不强,直接接触被病毒污染的体液是主要的传播方式,包括接吻、性交等,手指接触疱疹液或分泌物也可传染给他人或造成自我接种感染。

(三)易感人群

人群普遍易感,原发感染多在 1～4 岁,出生后 2 年内为感染高峰。愈后病毒可终身潜伏在体内,感染后的免疫力不能清除病毒,亦不能防止复发。

(四)流行特征

HSV 感染广泛分布于全世界,HSV-1 的流行与社会经济状况密切相关。在发展中国家 15～30 岁的人群中 HSV-1 抗体阳性率高达 90%,而发达国家同年龄组的抗体阳性率仅有 50%～60%。在有性生活之前 HSV-2 感染概率较小,我国 10～19 岁组 HSV-2 抗体阳性率为 15%～20%,30～40 岁组就上升到了 42%～64%。西方国家性门诊者中 5%～12%HSV-2 抗体阳性,国内统计这一比例在 29%～35%。HSV-2 感染与女性宫颈癌具有相关性。HSV 脑炎在散发性病毒性脑炎中最为常见,年发病率为2/100 万～4/100 万。5～30 岁和 50 岁以上为发病高峰,成年人的 HSV 脑炎几乎全部由 HSV-1 引起,新生儿的中枢神经系统感染则多由 HSV-2 引起。

三、发病机制和病理

HSV 感染的特征是在体内呈持续潜伏状态,或长时间的潜伏中间歇复发,病毒难以彻底清除。原发感染时,病毒在局部复制导致感觉神经末梢感染,病毒沿轴索运行至神经元细胞体,经过短暂复制后进入潜伏感染状态。初次感染中80%～90%为隐性感染,显性感染只占少数,表现为口龈炎、咽炎、扁桃体炎和外阴炎等。初次感染后多数转为潜伏感染,HSV-1潜伏在三叉神经节和颈上神经节,HSV-2潜伏在骶神经节。潜伏感染是复发的根本原因,近年来对潜伏感染的形成机制研究认为,感染细胞蛋白(ICP4)、HSV潜伏相关转录体(LATs)、胸苷激酶(TK)、神经细胞和神经因子在潜伏感染形成中起重要作用,其中,LATs起到了十分关键的作用。复发感染之前并不一定经过有症状的原发感染。由于抗体和免疫淋巴细胞的存在,复发感染通常比原发感染的症状轻。宿主正常的免疫功能是维持潜伏感染状态的重要因素,而潜伏的HSV在体内的再激活过程,有人认为与TK有关。TK是HSV早期基因编码合成的。HSV的TK能使胸苷(T)或脱氧胞苷(dC)磷酸化,为病毒复制提供原料。复发的诱因有免疫抑制、免疫缺陷等免疫因素,以及局部皮肤损伤、月经、精神紧张、发热、紫外线照射等非免疫因素。潜伏的HSV-2活动较1型更加频繁。病毒激活复制后,可沿受累神经索逆行至相应皮肤和黏膜,临床上表现为复发性口唇疱疹和生殖器疱疹。

无论原发感染还是复发感染,组织学改变都是类似的,皮肤损害表现为感染细胞的气球样变性,细胞变性或核染色质浓缩,失去完整的胞质膜,形成多核巨细胞,在核内可出现包涵体,称为Cowdry A小体,常提示HSV感染。感染细胞溶解后形成壁薄的水疱,内含清亮液体,含有大量的病毒,炎症细胞浸润后疱液变为脓性,随后疱疹结痂,通常不留瘢痕。

病毒可经血流或经皮肤黏膜表面感受器沿神经通路上行,侵入中枢神经系统。病毒也可经三叉神经传至颞叶或经嗅束和嗅球传至脑部,再沿大脑基底部内缘播散至额叶,导致HSV脑炎。大约70%HSV脑炎发生于HSV复发性感染,30%发生于初次感染,此外,也有外源性再感染的病例。病变可波及全脑,以皮质受累较为明显,尤其是颞叶中下部和额叶基底部,约50%患者病变限于一侧,双侧受累者也以一侧为主。病变部位呈弥漫性软化、出血性坏死和神经胶质成分丧失。重要的特征为出血性坏死和细胞核内有包涵体。神经细胞坏死较明显,重症者可见胶质细胞坏死,病变区内小血管壁坏死出血;可见血管周围淋巴细胞袖套状浸润以及神经元吞噬现象,即神经细胞变性并被小胶质细胞包围。在坏死区及其周围的胶质细胞和神经细胞的核内可见嗜酸性包涵体。

四、临床表现

初次感染潜伏期2～12天,平均6天,多发生在婴幼儿或儿童,常为隐性感染,偶出现症状。感染后机体出现抗体,病毒潜伏在神经节中,常常引起复发。感染后的临床表现与病毒入侵部位、年龄、免疫状态相关,大致分为口唇疱疹、皮肤疱疹、生殖器疱疹、眼疱疹、中枢神经系统感染、全身播散性感染几种。

(一)口-唇疱疹

龈口炎和咽炎多为 HSV-1 原发感染,儿童和青年人多见,年长者亦有发生,有发热、全身不适,在口腔前部、舌部、咽喉部、硬腭有多个疱疹或溃疡散在,直径 2～3 mm,淡黄色,周围绕有红晕。唇疱疹多为复发性感染,常发生在唇缘、口角、鼻孔周围,无发热等全身症状,出疹前数天局部可有灼热感,进而充血、红晕,随后出现米粒大小水疱,几个至几十个成簇,可同时发生多簇。疱液清,壁薄易破。2～10 天后干燥结痂,愈后一般不留瘢痕。

(二)皮肤疱疹

正常完好皮肤有完整的角化上皮层,单纯的皮肤疱疹不多见,但当皮肤存在损伤时,原发性口腔和生殖器疱疹可通过自我接种或直接播散等形式引起皮肤感染,常见的临床类型有创伤性疱疹、疱疹性湿疹和疱疹性瘭疽。创伤性疱疹是指在皮肤擦伤处或裂口处出现水疱,伴有高热等全身症状和局部淋巴结炎。疱疹性湿疹多发生在湿疹或神经性皮炎的基础上,皮损周围分批出现水疱,可见到不同阶段的疱疹,病损皮肤有水肿、糜烂、裂开、溃疡和脓性出血性渗出。疱疹性瘭疽是手指末端的 HSV 原发感染,以拇指和示指多见,皮肤表现:指(趾)腹或甲周红肿,其上聚集米粒至绿豆大小深在性丘疱疹、水疱或间杂淡黄色脓疱,疱壁较厚。破溃处糜烂渗出、结痂。自觉灼痒,初发者红肿疼痛显著。儿童多由 HSV-1 引起,成年人多有 HSV-2 导致。医护人员可因接触含有病毒的分泌物发病。此病可反复发作,以甲周红肿为主要表现者常被误诊为甲沟炎,病程一般为 2～3 周。

(三)生殖器疱疹

生殖器疱疹主要由 HSV-2 引起,病变多为水疱、脓疱和浅表溃疡。男女均可发生,但女性受损部位较广,可累及大小阴唇、阴蒂、阴道、宫颈等,亦可扩散到尿道及周围皮肤。男性多在龟头、包皮、冠状沟、阴茎,以及阴囊和周围皮肤。初发者病程长达 3～6 周,复发者病程 1～2 周,且皮损少,易痊愈。少数患者因发生骶神经根炎导致神经痛、尿潴留或便秘。

(四)眼疱疹

主要表现为急性角膜炎和急性结膜炎,多为单侧,有发热、急性疼痛、视物模糊、耳后淋巴结肿痛等症状。查体可见眼睑红肿、结膜充血,结膜出现滤泡,角膜可见树枝状溃疡,为 HSV 性角膜炎特征性表现,经荧光染色后较易发现。溃疡可累及基底层,愈后常遗有视力损害。反复发作可导致角膜浑浊及视力障碍。新生儿和 AIDS 患者可发生播散性眼部感染。表现为脉络膜视网膜炎或急性坏死性视网膜炎,抗病毒药物可促进愈合,但易复发。眼部 HSV 感染是导致失明的最常见原因之一。

(五)中枢神经系统感染

新生儿中 70% 以上的 HSV 感染表现为中枢神经系统感染,年长儿和成年人的中枢神经系统感染少见。除新生儿以原发感染 HSV-2 为主外,原发性的 HSV 脑炎少见,多为潜伏在三叉神经节或自主神经根潜伏的 HSV-1 激活后扩散到中枢神经系统引起。感染主要累及额叶和颞叶,病理改变以脑组织出血性坏死为主。不同型别单纯疱疹病毒性脑炎所引起的临床表现各有差异,HSV-1 型主要引起局灶性脑炎,HSV-2 型则倾向于脑膜脑炎。病初部分患者有发热、全身不适、嗜睡、头痛、肌痛、厌食、恶心、呕吐、腹泻等前驱期症状,体温最高可达 40 ℃,2～5 天后出现中枢神经系统受损症状,有意识障碍、神经异常、抽搐、脑膜刺激征、多动、肌麻痹、偏瘫、偏盲等,部分患者精神异常重于神经症状,如精神淡漠、激动、智力障碍、思维不连贯等。随着病程进展,可出现嗜睡、昏睡、昏迷等意识障碍。约 2/3 的患者有局部或全身抽搐发作,呈不对称性。病程极期,因脑水肿和脑实质坏死导致颅内压增高,甚至导致脑疝致死。其中抽搐、意识障碍及精神异常为本病特点。

脑脊液压力增高,通常为无色透明,如果含有大量红细胞(除外穿刺损伤)则高度提示本病。白细胞数在 $100 \times 10^6/L$ 左右,蛋白稍增高,糖、氯化物正常。脑电图典型改变是广泛慢波背景上出现间隔 0.5～2.5 秒的周期性复合波,常有颞叶和额叶局限性损害表现,以慢波、周期性发放 σ 波、局限性尖波、棘波、θ 波等为常见。CT 改变在神经系统症状出现 1 周后出现,可见一侧或双侧颞叶有向前扩散到额叶的低密度区,早期无明显特异性改变,故 CT 对早期诊断意义不大。MRI 在疾病早期即可发现颞叶、额叶及边缘系统肿胀,呈长 T_1、长 T_1 信号,左右不对称;如颞叶有囊腔形成,在 T_1 加权呈低信号,外周水肿带呈高信号,在 T_2 加权图像囊腔比水肿信号低,但比正常脑组织信号高。

单纯疱疹病毒性脑炎病程 6～36 天,平均 3 周,预后与意识障碍程度和抽搐发作程度密切相关,无昏迷者 80% 存活,而出现昏迷者存活率仅为 30% 左右,存活者中约 50% 遗留癫痫、偏瘫、语言障碍、精神障碍、痴呆等后遗症。由 HSV-2 引起的脑膜炎型病程约 2 周,呈自限性,预后较好,但 15%～25% 的患者可有复发。

(六)全身播散性感染

新生儿(尤其是早产儿)、免疫缺陷者(AIDS患者、白血病患者、肿瘤患者、器官移植者、高龄患者)易发生播散性感染,表现为肺炎、食管炎、肝炎、结肠炎和播散性皮肤感染,持续性溃疡性 HSV 感染是 AIDS 患者最常见的表现之一。

五、诊断

(一)临床诊断

皮肤黏膜的疱疹一般可根据临床表现诊断,但生殖器疱疹仅凭临床表现仅能发现 20% 左右,很多患者在性病门诊就诊时常规检查发现 HSV 感染。HSV 脑炎的诊断依据如下。

(1)表现为急性脑炎症状,但流行病学不支持乙脑或森林脑炎。

(2)脑脊液细胞数可稍增高,蛋白稍高,如为血性脑脊液或检出大量红细胞则高度提示本病可能。

(3)脑电图、MRI 提示病变以额叶和颞叶为主,呈弥漫性不对称损害。

(二)实验室诊断

疱疹基底部刮取物和活检组织标本镜检可见多核细胞及核内嗜酸性包涵体,但不能与其他疱疹病毒科病毒感染鉴别。PCR 方法具有简捷、敏感、特异性高等特点,检测在 1 天内即可完成,用于早期快速诊断单纯疱疹病毒性脑炎,有学者认为其可靠性甚至优于脑组织活检技术。近期采用的 PCR 定量检测法除用于诊断外,尚可根据其含量的变化评价治疗效果,使诊断和治疗又上一个新台阶。IgM 抗体属早期反应抗体,在接触病毒后 3~5 天最先产生。在起病后15 天的单纯疱疹病毒性脑炎脑脊液中即可测出 HSV-IgM 抗体,至发病后 24 天仍能测到该抗体。但 IgM 抗体检测方法敏感性较低,其敏感性仅为 PCR 方法的36%。且血清 HSV-IgM 阳性可能与其他急性病毒感染激活体内潜伏的 HSV 或触发 HSV 抗体反应有关。故血清 HSV-IgM 不能作为确诊 HSV 脑炎的依据。虽然如此,亦有脑脊液 HSV DNA 阴性而 IgM 抗体阳性者所以 PCR 与 IgM 抗体检查两者相结合可提高单纯疱疹病毒性脑炎的诊断准确率和阳性率。

实验室诊断 HSV 脑炎的标准有以下几方面。①CSF 病毒特异性 IgM 阳性。②CSF 病毒 DNA 阳性。③病毒特异性 IgG 滴度:血清/CSF 比值≤20。④恢复期 CSF 病毒特异性 IgG 滴度升高>4 倍。

满足 4 项中的任何 1 项即判定 HSV 脑炎。病毒分离特异性高,但敏感率低,阳性率仅 50%,而 CSF 分离阳性率仅有 4%,临床应用价值有限。

六、鉴别诊断

皮肤疱疹应注意与水痘-带状疱疹鉴别,HSV 口炎须与肠道病毒感染引起的疱疹性咽峡炎鉴别,根据流行病学和典型的皮疹表现不难区分。

HSV 脑炎与 EB 病毒、肠道病毒引起的脑炎及乙脑、森林脑炎等在临床表现上有时难以鉴别,确诊需依据实验室诊断。

七、治疗

(一)一般治疗

皮肤黏膜的疱疹应注意保持疱壁完整和局部干燥清洁,避免继发感染。皮肤可用 2%～3%过氧化氢溶液清洗或 1∶5 000 高锰酸钾浸泡。口腔病损可用多贝尔液漱口。脑炎患者应注意脱水降低颅内压、降温、控制抽搐等对症处理,尤其是脱水治疗,可用 20%甘露醇、呋塞米、高渗糖、人血清蛋白等交替使用。

(二)抗病毒治疗

HSV 感染大多预后良好,但 HSV 脑炎、播散性感染等病情重,预后差,及早抗病毒治疗对于降低病死率、缩短病程、减少后遗症发生有重要意义。

阿昔洛韦(ACV)是最常用的抗疱疹病毒药物,用于治疗 HSV 脑炎、全身播散性感染等重症患者时给予 10 mg/kg 静脉滴注,1/8 小时,疗程 8～10 天。一般的皮肤、黏膜疱疹给予 200 mg,口服,每天 5 次,疗程 5～7 天,对于复发频繁者(每年 6 次以上)需连续服用 3～6 个月,剂量减为 200 mg,每天 3 次,50%以上患者能控制复发。皮损处、眼疱疹可外用阿昔洛韦滴眼液或软膏每天 3～4 次。

其他常用的抗病毒药物有酞丁安(TDA)、更昔洛韦(GCV)、膦甲酸(PFA)、阿糖腺苷(Ara-A)、carhocyclic oxetanocin G(C.OXTG)、泛昔洛韦(FCV)、喷昔洛韦(PCV)等。随着抗疱疹病毒药物的广泛使用,关于耐药株的报道也越来越多,这些耐药株主要从免疫功能减弱的患者分离到。大部分抗疱疹病毒药物的作用机制是基于其与病毒编码的胸苷激酶(TK)和 DNA 聚合酶的相互作用。因此,HSV 的耐药多由于 TK 和 DNA 聚合酶的基因发生突变。单纯疱疹病毒对 ACV 产生耐药性的机制至少有以下 3 条:①病毒胸腺嘧啶核苷激酶(TK)的活性减弱或丧失;②病毒 TK 的底物特异性发生了改变;③病毒 DNA 聚合酶(DNA polymerase,DP)发生了基因突变。前两者称为 TK-株,后者称为 DP-株。临床分离所得及实验室诱导产生的耐 ACV 病毒株大部分为 TK-株。TK-的耐 ACV 病毒株对需在病毒诱导的 TK 酶作用下磷酸化后才能发挥抗病毒效应的药物均不敏感。GCV 需在病毒 TK 的帮助下单磷酸化,然后再进一步转变为有活性的二磷酸化物,掺入病毒 DNA 链中,阻止病毒 DNA 的延长。临床上大部分耐药病毒为 TK-株,在治疗这类患者时不宜选择 GCV。C.OXT-G 是一种抗病毒新药,体内、外实验表明 C.OXT-G 抗 HSV 的效果与 ACV 相似,但水溶性比 ACV 好,可以配制成眼药水局部应用,对疱疹病毒性角膜炎有良好治疗效果。因为 C.OXT-G抑制 HSV 的机制与 ACV 相同,故对耐 ACV 的病毒株也不敏感。PFA 的抗病毒机制为非竞争性抑制病毒特异性 DNA 聚合酶和转录酶,它不需要磷酸化成活性形式,而是直接作用于 DNA 聚合酶上的焦磷酸盐结合部位,抗病毒活性不受病毒 TK 酶的影响。可以用于治疗 ACV 耐药的患者,但随着用药时间的延长,60% 左右的患者对 PFA 也会产生耐药性。Ara-A 是嘌呤类衍生物,不需要病毒 TK 酶磷酸化,因此对 TK-的耐药 HSV-1 有效。但 Ara-A 选择性差、细胞毒性大、水溶性差,影响了其临床应用。TDA 原是抗沙眼衣原体的药物。对耐 ACV 的 HSV-1 亦有效。尽管 TDA 的抗 HSV 效力远不如 ACV、GCV,但在病毒对上述药物产生耐药性时可以选择应用 TDA。FCV 口服吸收好,生物利用度高,治疗原发性生殖器疱疹,应在症状出现时立即开始服药。PCV 稳定性好,抗 HSV 活性高于 ACV 10 倍,在皮损部位外用,每 2 小时 1 次。

八、预防

避免与患者感染部位直接接触,尤其是免疫功能低下者、烫伤和湿疹患者。患有广泛皮肤、黏膜疱疹者应隔离。使用避孕套可以减少无症状排毒期患者的病毒传播,但一旦出现生殖器疱疹,即使使用避孕套也不能避免传播。对于患有生殖器疱疹的孕妇,建议行剖宫产,以避免在分娩时经过产道使新生儿感染。对于血清学阳性母亲的婴儿要密切监测以便及时发现 HSV 感染。

接种疫苗仍是预防病毒感染的理想方法。HSV 疫苗的研发方面已取得了较大成绩。疫苗的研发主要针对生殖器 HSV-2 感染,已有几种基于 HSV-2 包膜蛋白的亚单位疫苗进入了临床试验阶段。一种由 HSV-2 糖蛋白 D 和新型佐剂构成的疫苗在 HSV 血清阴性的妇女中取得了令人鼓舞的实验效果,还有其他几种很有希望的 HSV 疫苗形式,包括针对细胞免疫反应的亚单位疫苗、减毒活疫苗、复制受限活疫苗等,针对已经感染 HSV 者的免疫治疗性疫苗也处于探讨评价中。

第三节 麻 疹

麻疹是一种急性呼吸道传染病,在我国属于乙类传染病。其主要的临床表现有发热、咳嗽、流涕等卡他症状及眼结膜炎,特征性表现为口腔麻疹黏膜斑及皮肤斑丘疹。对麻疹病毒尚无特效抗病毒药物,主要为对症治疗,加强护理,预防和治疗并发症。预防麻疹的关键措施是接种麻疹疫苗。

一、病因要点

病原体是麻疹病毒,麻疹患者是唯一的传染源。经呼吸道飞沫传播是主要的传染途径,人群普遍易感,流行季节多为冬春季。

二、诊断要点

(一)流行病学史

(1)当地有麻疹流行,没有接种过麻疹疫苗且有麻疹患者的接触史。

(2)急性期的患者是最重要的传染源,发病前2天至出疹后5天内均具有传染性。

(二)临床特点

潜伏期6~21天,平均为10天左右。接种过麻疹疫苗者可延长至3~4周。典型麻疹临床过程可分为3期。

1.前驱期

从发热到出疹,一般持续3~4天。此期主要为上呼吸道及眼结膜炎症所致的卡他症状,表现为急性起病,发热、咳嗽、流涕、流泪,眼结合膜充血、畏光、咽痛、全身乏力等。可有头痛,婴幼儿可出现胃肠道症状如呕吐、腹泻等。在病程2~3天,90%以上患者口腔可出现麻疹黏膜斑,是麻疹前驱期的特征性体征,具有早期诊断价值。位于双侧第二磨牙对面的颊黏膜上,为直径0.5~1.0 mm针尖大小的小白点,周围有红晕,初起时仅数个,1~2天内迅速增多融合,扩散至整个颊黏膜,形成表浅的糜烂,似鹅口疮,2~3天后很快消失。一些患者可见颈、胸、腹部一过性风疹样皮疹,数小时即退去,称麻疹前驱疹。

2.出疹期

从病程的第3~4天开始,持续1周左右。患者体温持续升高,同时呼吸道等感染中毒症状明显加重。皮疹首先见于耳后、发际,渐及前额、面、颈部,自上而下至胸、腹、背及四肢,2～3天遍及全身,最后达手掌与足底。皮疹初为淡红色斑丘疹,大小不等,直径2～5 mm,压之褪色,疹间皮肤正常。出疹高峰时皮疹可融合,颜色转暗,部分病例可有出血性皮疹,压之不褪色。随出疹达高峰,全身毒血症状加重,体温可达40 ℃,可有嗜睡或烦躁不安,甚至谵妄、抽搐。咳嗽加重,咽红、舌干、结膜红肿、畏光。表浅淋巴结及肝脾大,肺部可闻及干、湿啰音,可出现心力衰竭。成人麻疹中毒症状常比小儿重,但并发症较少。

3.恢复期

皮疹达高峰后,持续1～2天后迅速好转,体温开始下降,全身症状明显减轻,皮疹随之按出疹顺序依次消退,可留有浅褐色色素沉着,1～2周后消失,疹退时有糠麸样细小脱屑。

(三)辅助检查

1.血常规

白细胞总数减少,淋巴细胞比例相对增多。如果白细胞数增加,尤其是中性粒细胞增加,提示继发细菌感染;若淋巴细胞严重减少,常提示预后不好。

2.血清学检查

ELISA测定血清特异性IgM和IgG抗体,敏感性和特异性好。IgM抗体发病后5～20天最高,阳性可诊断麻疹。IgG抗体恢复期较早期增高4倍以上即为阳性,也可以诊断麻疹。抗体包括血凝抑制抗体、中和抗体或补体结合抗体。

3.病原学检查

(1)病毒分离:取早期患者眼、鼻咽分泌物或血、尿标本接种于原代人胚肾细胞,分离麻疹病毒,但不作为常规检查。

(2)病毒抗原检测:取早期患者鼻咽分泌物、血细胞及尿沉渣细胞,用免疫荧光或免疫酶法查麻疹病毒抗原,如阳性,可早期诊断。上述标本涂片后还可见多核巨细胞。

(3)核酸检测:采用反转录聚合酶链反应(RT-PCR)从临床标本中扩增麻疹病毒RNA,是一种非常敏感和特异的诊断方法,对免疫力低下而不能产生特异抗体的麻疹患者,尤为有价值。

三、临床分型

(一)轻型麻疹

轻型麻疹多见于对麻疹具有部分免疫力者,如6个月以内婴儿、近期接受过被动免疫或曾接种过麻疹疫苗。表现为低热且持续时间短、皮疹稀疏色淡、无麻疹黏膜斑或不典型、呼吸道症状轻等。一般无并发症,病程在1周左右。病后所获免疫力与典型麻疹患者相同。

(二)典型麻疹

急起发热,上呼吸道卡他症状,结膜充血、畏光,口腔麻疹黏膜斑及典型的皮疹。

(三)重型麻疹

重型麻疹多见于全身情况差、免疫力低下,或继发严重感染者,病死率高。

1.中毒性麻疹

表现为全身感染中毒症状重,起病即高热,达40℃以上,伴有气促、发绀、心率快,甚至谵妄、抽搐、昏迷,同时皮疹也较严重。

2.休克性麻疹

除具有中毒症状外,出现循环衰竭或心力衰竭,表现为面色苍白、发绀、四肢厥冷、心音弱、心率快、血压下降等。皮疹暗淡稀少或皮疹出现后又突然隐退。

3.出血性麻疹

皮疹为出血性,形成紫斑,压之不褪色,同时可有内脏出血。

4.疱疹性麻疹

皮疹呈疱疹样,融合成大疱。高热、中毒症状重。

(四)异型麻疹

主要发生在接种麻疹灭活疫苗后4～6年,再接触麻疹患者时出现。表现为突起高热,头痛、肌痛、腹痛,无麻疹黏膜斑,病后2～3天出现皮疹,从四肢远端开始,逐渐扩散到躯干。皮疹为多形性,常伴四肢水肿,上呼吸道卡他症状不明显,但肺部可闻啰音。肝脾均可增大。异型麻疹病情较重,但多为自限性。其最重要的诊断依据是恢复期检测麻疹血凝抑制抗体高滴度,但病毒分离阴性。一般认为异型麻疹无传染性。

四、诊断标准

(1)如当地有麻疹流行,没有接种过麻疹疫苗且有麻疹患者的接触史。

(2)典型麻疹的临床表现,如急起发热、上呼吸道卡他症状、结膜充血、畏光、口腔麻疹黏膜斑及典型的皮疹等即可做出临床诊断。

(3)麻疹特异性IgM抗体阳性或IgG抗体滴度恢复期较早期增高4倍以上即可确诊。

五、鉴别要点

(一)风疹

前驱期短,全身症状和呼吸道症状轻,无麻疹黏膜斑,发热1～2天出疹,皮疹分布以面、颈、躯干为主。1～2天皮疹消退,无色素沉着和脱屑,常伴耳后、颈部淋巴结肿大。

(二)幼儿急疹

突起高热,持续3～5天,上呼吸道症状轻,热骤降后而出现皮疹,皮疹散在呈玫瑰色,多位于躯干,1～3天皮疹退,热退后出疹为其特点。

(三)药物疹

近期服药史,皮疹多有瘙痒,低热或无热,无黏膜斑及卡他症状,停药后皮疹渐消退,血嗜酸性粒细胞可增多。

六、治疗要点

对麻疹病毒尚无特效抗病毒药物,主要为对症治疗,加强护理,预防和治疗并发症。

(一)一般治疗

单病室呼吸道隔离至体温正常或至少出疹后5天;卧床休息,保持室内空气新鲜,温度适宜,眼、鼻、口腔保持清洁,多饮水。

(二)对症治疗

高热者可酌情应用小剂量解热药物或物理降温;咳嗽者可用祛痰镇咳药;剧咳和烦躁不安者可用少量镇静药;体弱病重患儿可早期注射丙种球蛋白;必要时给氧,保证水、电解质及酸碱平衡等。

七、注意要点

(一)警惕肺炎

肺炎为麻疹最常见的并发症,多见于5岁以下患儿,占麻疹患儿死亡的90%以上。表现为病情突然加重,咳嗽、咳脓痰,患儿可出现鼻翼翕动、口唇发绀,肺部有明显啰音。肺炎可为麻疹病毒所致,也可合并细菌感染导致。治疗同一般肺炎,合并细菌感染较为常见,主要为抗菌治疗。

(二)警惕心肌炎

2岁以下婴幼儿易致心肌病变,表现为气促、烦躁、面色苍白、发绀,听诊心音低钝、心率快。皮疹不能出全或突然隐退。心电图示T波和ST段改变。出现心力衰竭者应及早静脉注射强心药物如毛花苷 C 或毛花苷 K,同时应用利尿药,重症者可用肾上腺皮质激素保护心肌。

八、防控要点

(1)对麻疹患者应做到早诊断、早报告、早隔离、早治疗。患者隔离至出疹后5 天,伴呼吸道并发症者应延长到出疹后 10 天。易感的接触者检疫期为 3 周,并使用被动免疫制剂。

(2)流行期间,儿童机构应加强检查,及时发现患者。避免去公共场所或人多拥挤处,出入应戴口罩;无并发症的患儿在家中隔离,以减少传播。

(3)保护易感人群。①主动免疫:接种麻疹减毒活疫苗,主要对象为婴幼儿、未患过麻疹的儿童和成人。易感者在接触患者 2 天内若接种疫苗,仍可能预防发病或减轻病情。②被动免疫:体弱、妊娠妇女及年幼的易感者,在接触患者5 天内注射人血丙种球蛋白 3 mL 可预防发病。若 5 天后注射,则只能减轻症状,免疫有效期 3~8 周。

第四节　疣

一、寻常疣

寻常疣是一种临床上以手指、手背、足、甲缘发生针头至豌豆大粗糙坚硬的灰褐色或皮色角质增生性丘疹为特征的疾病。

(一)病原学

疣由 HPV-1、HPV-2、HPV-4、HPV-7 引起。

(二)发病机制

通过直接或间接接触传染;通过损伤的皮肤感染表皮基底层。本病的发生与机体免疫状态有关,免疫缺陷或低下者的发病率增高。

(三)临床表现

1.常见类型

初起为单个针尖大小的丘疹,渐扩大至豌豆大或更大。呈圆形或多角形,表面粗糙,角化明显,触之质硬,灰黄、污黄或污褐色,继续发育呈乳头样增殖,遇有摩擦或撞击易出血。偶可引起细菌感染。数目不等,可逐渐增多至数个甚至数

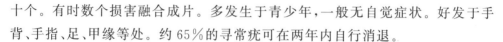

十个。有时数个损害融合成片。多发生于青少年,一般无自觉症状。好发于手背、手指、足、甲缘等处。约65%的寻常疣可在两年内自行消退。

2.特殊类型

(1)甲周疣:皮损发生于指(趾)甲周围。

(2)甲下疣:发生于甲床,向甲下蔓延使甲掀起,影响甲的生长,易使甲裂开疼痛。

(3)丝状疣:柔软,呈丝状突起,正常皮色或棕灰色,顶端角化。无自觉症状,多见于颈、眼睑、颏部等处。

(4)指状疣:在同一个柔软的基底上发生一簇集的参差不齐的多个指状突起,其尖端为角质样物质。好发于头皮、面部及趾间,数目不等,无自觉症状。

(四)病理变化

表皮棘层肥厚,乳头瘤样增生和角化过度。表皮嵴延长,在疣周围向内弯曲,呈放射状向中心延伸,在棘层上部和颗粒层内有大的空泡化细胞,核深染呈碱性,核周围有一透明带围绕,称凹空细胞。这些细胞可仅含少量透明角质颗粒,相反在凹空细胞之间的非空泡化颗粒细胞内常含大量簇集的透明角质颗粒。增厚的角质层内间有角化不全,常位于乳头体的正上方,排列成叠瓦状。此种角化不全细胞的细胞核大,深嗜碱性,呈圆形而不是长条形。电镜证实在凹空细胞和角质层的角化不全细胞的深嗜碱性的圆形核中含大量病毒颗粒。真皮乳头层内可有炎细胞浸润。

(五)诊断与鉴别诊断

根据手背、手指、足、甲缘针头至豌豆大小圆形或多角形灰黄色丘疹,表面粗糙,角化明显,触之坚硬,诊断不难。需与疣状皮肤结核鉴别,后者为不规则的疣状斑块,四周有红晕。

(六)治疗

数目少时,首选局部治疗;数目较多时,局部治疗联合系统治疗。

1.局部治疗

多数疣可在2年内自行消退,故在应用局部治疗时,应尽可能避免使用造成瘢痕的疗法。

(1)物理疗法:①液氮冷冻:适用于皮损小,数目少时。因液氮冷冻有疼痛感,<12岁的儿童一般不采用。冷冻时应注意深度,若冷冻不彻底可造成疣的复发并增多。冷冻后应防止继发感染,以免形成瘢痕。②CO_2激光:局麻后行激光烧灼。注意治疗深度,是否彻底清除病变,可能留瘢痕或影响局部功能,指甲

生长等。

（2）维A酸类药：可0.1％维A酸软膏每晚外用。

（3）腐蚀性药物：5％氟尿嘧啶软膏、0.5％鬼臼毒素酊、10％水杨酸、3％～6％甲醛溶液涂抹皮损。应注意疼痛、刺激、红斑糜烂、色素沉着等不良反应。

（4）抗肿瘤药：硫酸博来霉素或平阳霉素或氟尿嘧啶疣损害性内注射，直径＜5 mm者用0.1 mL，＞5 mm者用0.2 mL，每次注射总量不超过1 mL，1周后结痂，2～3周后脱痂。用于顽固性疣的治疗，尤其适用于甲周疣。

（5）抗病毒类药物：①酞丁胺二甲基亚砜溶液外涂，每天3～4次，或酞丁胺软膏外用，应先用手术刀片削去增厚的角质层后，再厚涂软膏，胶布固定，2天换1次药。②局部注射人白细胞α-干扰素（2×10^6 U/mL）注射液或聚肌胞0.2～0.4 mL（根据疣大小决定量）注射在疣的基底部，2～3天注射1次，6～8针为一疗程。左旋咪唑50 mg口服，每天3次，服3天，停11天，连用3个月。

2．全身治疗

（1）免疫增强药：β-干扰素$(6\sim9)\times10^6$ U皮下注射，隔天1次。

（2）维A酸类药：维胺脂及异维A酸可用于治疗泛发性及顽固性寻常疣。

（3）中药或以清热解毒为主，或以理气活血、软坚散结为主，多能奏效。常用的中药如清热解毒的板蓝根、马齿苋、败酱草，理气活血的川芎、赤芍、桃仁、红花、当归、牛膝，软坚散结的龙骨、牡蛎等。内服同时还可配合外洗，效果更佳。板蓝根注射液2 mL肌内注射，每天1次，10～20次为一疗程。

二、扁平疣

扁平疣主要侵犯青少年，临床上以米粒至黄豆大光滑质坚皮色或淡褐色扁平丘疹为特征。

（一）病原学

扁平疣由HPV-3、HPV-5、HPV-8、HPV-11引起。

（二）发病机制

扁平疣主要是通过直接接触传染，也可经由自身接种而形成。扁平疣的发病与细胞免疫功能失调有关。也有人认为顽固性的扁平疣患者外周血T细胞亚群异常，免疫监视作用尤其是自然杀伤细胞活性降低。

（三）临床表现

本病好发于颜面、颈部、前臂及手背等处。大多骤然出现，为米粒至绿豆大扁平隆起的丘疹，表面光滑，质硬，浅褐或正常皮色，圆形、椭圆形或多角形，数目较多,多数密集,偶可沿抓痕排列成串珠状或条状,即 Koebner 现象。一般无自觉症状,偶有微痒。有时伴发寻常疣。面部扁平疣偶可伴发喉部乳头瘤。本病可数周或数月后突然消失,但亦可持续多年不愈,愈后不留瘢痕。

(四)病理变化

表皮角化过度和棘层肥厚,表皮上部广泛凹空细胞形成,核固缩,有些核呈深嗜碱性。角质层细胞呈明显网篮状。颗粒层均匀增厚。有时基底层内含大量的黑素。

(五)诊断与鉴别诊断

根据好发部位及皮损特点易于诊断。有时需与汗管瘤及毛发上皮瘤相鉴别。后两者皆好发于眼睑附近,组织学完全不同。

(六)治疗

1.全身治疗

目前采用的治疗方法很多,简要介绍如下。

(1)中医中药方剂:我科利用祛疣方治疗扁平疣取得满意的疗效。祛疣方组成如下:紫草30 g,板蓝根 30 g,生地黄 12 g,红花 9 g,当归 12 g,甘草 6 g,丹参15 g,虎杖 12 g,每天 1 剂,水煎服,剩下的药渣外敷,1 个月为一疗程。

(2)左旋咪唑片 50 mg 口服,每天 3 次,服 3 天停 1 天,6 周为一疗程。

(3)对多发性且顽固难治的扁平疣,可全身或病损局部注射干扰素。

(4)聚肌胞 2 mg 肌内注射 2 次/周,4 周为一疗程。

(5)转移因子 2 mg 皮下注射 1 次/2 天,3 周为一疗程。

(6)西咪替丁 400 mg 口服,每天 3 次,10 天为一疗程。

(7)卡介苗多糖核酸(斯奇康)2 mL,肌内注射,1 次/2 天,1 个月为一疗程。

2.局部治疗

(1)5%氟尿嘧啶霜、3%酞丁胺霜等点涂疣面,次日再用 1%金霉素软膏外涂,交替使用,可以祛疣。亦可用 0.1%维 A 酸软膏外涂,或外搽 50%间苯二酚溶液,每天 2 次,直到其消退。如使用上述药膏外涂后,局部皮肤有轻度发红或炎症,不需停药,因为轻度炎症可以促进扁平疣的消退。

(2)对于数量较少的损害,可选用液氮冷冻、电灼或激光治疗。

(3)咪喹莫特软膏:外用 1 次/2 天,2 到 4 周为一疗程。

(4)外洗方:香附 100 g,木贼 50 g,莪术 100 g,板蓝根 60 g。

用法:上药加水 2 000 mL,浸泡 20 分钟后煎沸 5～10 分钟,取汁待凉。以药液用力搽洗患处,再浸泡患处 30 分钟。1 剂可用 4 天,重复使用,10 天为一疗程。用本方治疗 54 例扁平疣患者,治愈 42 例,有效 7 例,无效 5 例。

(5)中药验方:桃仁红花饮:板蓝根、牡蛎各 31 g,紫草、郁金、桃仁、红花各 9 g,薏苡仁、桑白皮各 12 g。

用法:共煎 4 次,取汁混合约 1 000 mL,每天服 2 次,每次 300 mL;其余 400 mL 用作擦洗患处及湿敷,擦洗患处的次数不限,湿敷于睡前进行,取相当于病损大小的纱布 4~6 层浸透药汁敷 2 小时,每天用药 1 剂。

三、跖疣

跖疣是发生于足跖的寻常疣。临床上以足跖部乳头状角质增生,剥除角质可见疏松的角质软芯为特征。

(一)病原学

由 HPV-1、HPV-2、HPV-4 型引起。

(二)发病机制

疣的发生和消退与机体的免疫功能有关,特别是细胞免疫。跖疣严重程度与机体免疫功能有密切关系。外伤和摩擦可为其发病的诱因,足部多汗与跖疣的发生也有一定的关系。

(三)临床表现

初起为一细小发亮的丘疹,后逐渐增大,表面角化,粗糙不平,灰褐、灰黄或污灰色,呈圆形,境界清楚,周围绕以稍高增厚的角化环。若用小刀将表面角质削去,则见角化环与疣组织之间境界更为明显,继续修削,见有小的出血点,此乃是延伸的真皮乳头的血管破裂所致。若仅微量血液外渗凝固,则形成小黑点。好发于足跟、跖骨头或两者同时并存发或多发,有时在一较大的跖疣的四周,有散在性细小的针头大的卫星疣。有时数个疣聚集在一起或互相融合形成一角质片块,若将表面角质削去后,则见多个角质软芯,特称为镶嵌疣。自觉疼痛,但镶嵌疣可以不痛,病程慢性,可自然消退,一般认为儿童较成人易于消退。寻常疣发生于手掌部,称为掌疣,其临床表现于跖疣相似,尚有一种深部的掌跖疣,又称包涵疣或蚁丘疣,其特点为表面覆盖着一厚的胼胝,用刀将之削除后,则显露出疣所特有的白色或淡棕色的柔软颗粒,有一定的压痛,偶有红肿,可多发,除发生于掌跖外,尚可发生于指(趾)尖端及其侧缘。

(四)病理变化

跖疣与寻常疣的病理变化基本相同,但整个损害陷入真皮,角质层更为增厚,并有广泛的角化不全。棘层上部细胞的空泡形成亦较明显,构成明显的网状。因常有继发感染,故真皮内有较多的炎性细胞浸润。深在掌跖疣的组织特征为表皮下部的细胞胞质内有很多透明角质颗粒,它与正常透明角质不同,为嗜酸性,在棘细胞层上部增大,互相融合形成形态不一,均质性、大的包涵体。此种包涵体围绕在空泡化核的四周或被核四周空泡化而把它与核隔开。

(五)诊断依据

根据足跖部圆形乳头状角质增生,周围绕以增厚的角质环,境界清楚,表面常有散在小黑点,削去表面角质层,可见疏松角质软芯,局部有明显触压痛诊断不难。

(六)鉴别诊断

有时需与鸡眼及胼胝相鉴别(表3-1)。

表 3-1　跖疣与鸡眼及胼胝的鉴别

鉴别要点	跖疣	鸡眼	胼胝
病因	HPV 病毒感染	挤压	压迫摩擦
好发部位	足跖	足跖、足缘、趾	足跖前部、足跟
损害	圆形、中央凹陷,表面粗糙无	圆锥形、角质栓外围透	蜡黄色角质斑,中央略增厚
数目	多发	单发或几个	1~2 片
疼痛	挤捏时疼痛	压痛明显	无或轻微

(七)治疗

1.局部治疗

治疗方法和寻常疣类似。减少对皮疹的挤压摩擦,保持鞋袜干燥,有助于皮疹的消退。

(1)皮疹数目少时采用冷冻、CO_2 激光疗法、手术挖除法。手术切除,术后易复发且易形成瘢痕。

(2)皮疹较多时,外用5％氟尿嘧啶软膏、维A酸制剂或剥去角质后外擦2％碘酒,但可致局部刺激,出现红肿、皲裂、疼痛、变态反应、色素沉着等不良反应。

(3)平阳霉素 10 mg 以利多卡因 5 mL 及生理盐水 15 mL 稀释备用。根据疣体大小每次在疣的基底注射 0.2~0.5 mL 每周 1 次,通常 2~3 次疣体即可脱落,此法不良反应少。

(4)10％甲醛溶液或 30％冰醋酸溶液外涂,每天 1~2 次。

(5)放射治疗:采用接触治疗治疗单发灶。对于多发损害可选表层治疗。

(6)顽固病例可考虑微波治疗。

2.全身治疗

(1)口服异维 A 酸 10 mg,每天 1～2 次或维胺酯 25 mg,每天 3 次。

(2)中医中药:中药水煎内服,或以清热解毒为主,或以理气活血、软坚散结为主,多能奏效。常用的中药如清热解毒的板蓝根、大青叶、马齿苋、败酱草,理气活血的川芎、赤芍、桃仁、红花、当归、牛膝,软坚散结的龙骨、牡蛎等。内服同时还可配合外洗,效果更佳。

第四章

色素障碍性皮肤病

第一节 雀 斑

雀斑是一种好发于女性面部的常染色体显性遗传性色素沉着性皮肤病,又称夏日斑。

一、病因

常染色体显性遗传,日晒可加重本病。

二、临床表现

本病多见于女性,常在 4～5 岁时开始出现皮损,随着年龄增大而数目逐渐增多,颜色加深,至青春期达最高峰,老年后逐渐减退。好发于面部,以鼻梁、颧部、颊部多见,也见于颈、手背、胸、背部及前臂伸侧等处。皮疹为针头至米粒大小的圆形或椭圆形黄褐色或棕褐色斑点,表面光滑,数目不等,互不融合,多密集或散在对称分布,无自觉症状。日晒后皮疹数目增多,颜色加深。冬季皮疹淡而少。

三、诊断

根据发病年龄、好发部位、皮损特征、与季节的关系不难诊断。

四、预防及治疗

(一)预防

减少日晒,夏季外出需外搽遮光剂,如 5％二氧化钛霜、5％对氨基苯甲酸软膏或 5％奎宁软膏。

(二)局部治疗

外用脱色剂,如 3%～10% 过氧化氢溶液,5%～10% 氧化氨基汞软膏,5% 氢醌与 0.1% 地塞米松、0.1% 维 A 酸配成的乳剂等。局部腐蚀及破坏性疗法如苯酚或 30%～50% 三氯醋酸溶液点涂局部,但应严格掌握浓度、范围及深度,以防形成瘢痕及色素沉着。

(三)其他疗法

液氮冷冻可使雀斑剥脱,需防止过深或继发感染。严重病例可用皮肤磨削术。

第二节 黄褐斑

黄褐斑又称肝斑、妊娠斑,是由多种因素,如日晒、口服避孕药、妊娠、妇科疾病、内分泌等作用所致的一种好发于面部的对称性、色素沉着性皮肤病。

一、病因及诱因

本病男女均可发生,多见于女性,从青春期到绝经期均有发生,特别多开始于妊娠期第 2～5 个月,分娩后来月经时即渐消失,可能与体内孕激素水平增加有关;在应用口服避孕药的妇女中,随着所服剂量及时间,20% 的人在服用 1～20 个月后可发生,此由于雌激素刺激黑素细胞分泌黑素体,孕激素促使黑素体的转运和扩散;本病也可见于月经不调、痛经、慢性盆腔炎、慢性肝功能不全、慢性肾上腺皮质功能不全、慢性乙醇中毒、结核病、癌症等患者,可能与卵巢、垂体、甲状腺等内分泌因素有关;长期服用氯丙嗪、苯妥英钠亦可诱发本病;此外日光、热刺激、化妆品、外用药也可为促发因素。

二、临床表现

本病常见于中青年女性,皮损多对称分布于面部,尤以颧部、鼻、上唇、眶周、前额等处多见,呈淡褐色或淡黑色斑,形状不规则,大小不定,边缘清晰。皮损冬轻夏重,一般无自觉症状及全身不适,病程呈慢性经过。

三、实验室检查

皮肤组织病理检查:显示表皮色素过度沉着,真皮嗜黑素细胞有较多色素。

血管和毛囊周围可有少数淋巴细胞浸润。

四、诊断及鉴别诊断

根据多见于妇女，发生于面部的黄褐色斑片、无自觉症状等容易诊断。需鉴别的疾病如下。①雀斑：色素斑点较小，分布散在不融合，多发生于青少年女性，有家族史，夏季明显，冬季变淡；②艾迪生病：弥漫性青黑或红褐色斑片，除面部外还见于乳晕，外生殖器等处，有全身症状如体重减轻、乏力、血压下降等；③瑞尔黑变病：好发于前额、颧部和颈侧，色素斑上常有粉状鳞屑；④盘状红斑狼疮：皮损为红斑，有萎缩及鳞屑。

五、治疗

(一)一般治疗

(1)积极寻找病因，做相应处理。

(2)对光照射影响较明显的患者，外出时可应用太阳伞或太阳帽及外涂遮光剂（如防晒霜、5％二氧化钛霜等）。

(3)避免色斑加重，应合理选用化妆品，勿使用易过敏及有毒不良反应的化妆品。

(4)维生素类：维生素C有减少色素生成的作用，维生素E可减少色素沉着，故可食用含有较多维生素C和维生素E的食品。含维生素C较多的蔬菜和水果有白萝卜、冬瓜、西红柿、白菜、苹果、柠檬等；含维生素E的食物有花生、莴苣、瘦肉、豆芽菜等。少吃酱油、虾、咖啡、酒等饮食。

(二)局部治疗

1.3％氢醌霜

氢醌可抑制黑素小体形成并促使其分解，导致黑素细胞破坏，具有较好的脱色作用。但有轻度刺激性，外用浓度不宜超过5％。常用3％氢醌霜，每天2次，外涂皮损局部。

2.壬二酸

比氢醌刺激性小，为一种新的褪色剂，其性质较稳定，作用机制可能是减少功能性（如抑制酪氨酸酶的可逆性）黑素细胞的数量和减少黑素小体向角质形成细胞转运的数量。常用20％壬二酸霜，每天1～2次，外涂皮损局部，初期应用可有轻度皮肤刺激和皮肤干燥不适感。

3.SOD复合酶乳剂

SOD为超氧化物歧化酶，通过抑制和清除自由基可减少黑素合成。每天

2 次,外涂皮肤色素沉着皮损处,连用 10 周,有明显效果。报道有效率可达 88.8%～91.4%。

4.维 A 酸

近年实验证明维 A 酸可抑制体外培养黑素瘤细胞的酪氨酸酶诱导作用,其减轻色素的作用机制尚不清楚。临床上常用 0.1%维 A 酸霜外涂色素处,每天 1～2 次,连用 24 周,可有明显改善。但应注意维 A 酸亦有引起光敏及色素沉着的不良反应。

5.曲酸霜

曲酸霜为一种黑素抑制剂,治疗黄褐斑有较好效果,每天外涂 1～2 次皮损局部。

6.3%过氧化氢溶液

3%过氧化氢溶液有脱色素作用,外涂皮损局部每天 2 次。

7.倒膜

本疗法通过使用药物制成乳剂或凝胶剂(如氢醌)使药物充分渗透吸收,提高局部药物浓度,达到治疗效果。每天倒膜 1 次,术后每晚薄涂 1 次倒膜药物。

8.剥脱疗法

剥脱疗法的原理,是采用化学药物或物理疗法使表皮不同程度坏死结痂脱落以达到剥脱作用,包括化学剥脱和物理剥脱。化学剥脱多采用 35%三氯乙酸,为抑制炎症后色素沉着。用 4%氢醌水溶液、1%醋酸氢化可的松或 0.05%维 A 酸霜外擦,用至皮肤恢复正常为止,物理剥脱可采用液氮冷冻疗法,使表皮坏死后剥脱;或采用磨削术将表皮磨去一层,待创面愈合后应使用遮光防晒剂可提高疗效。也可采用 Q-开关红宝石激光治疗。但上述疗法必须认真操作,掌握深浅度,防止瘢痕形成及色素沉着和脱失。

(三)全身治疗

1.维生素类

应用大剂量维生素 C 静脉滴注或口服,有改善血管通透性,增强抵抗力的作用。维生素 C 静脉滴注每次 3.0 g,每天 1 次;口服 0.3～0.6 g/d。维生素 E 口服每次 0.1 g,每天 3 次,有抗氧化、维持毛细血管通透性、改善周围循环等作用。

2.谷胱甘肽

谷胱甘肽有抑制酪氨酸活性作用,应用谷胱甘肽 400 mg,静脉注射,每周 2 次。

3.中药治疗

根据辨证施治,宜滋阴补肾,调和气血、活血化瘀为准则,常用六味地黄丸、逍遥丸或桃红四物汤加减。

第三节　咖　啡　斑

咖啡斑为边缘清楚的牛奶咖啡色色素沉着。好发于躯干和四肢,不会消失,也不会恶变。

一、临床表现

咖啡斑多发于幼儿,为淡褐色圆形或卵圆形色素斑,边缘清楚,表面光滑,大小不一(图 4-1,图 4-2)。皮疹随年龄的增长可变大或增多,几乎所有神经纤维瘤均发生咖啡斑且多见于神经纤维瘤发生之前,但亦见咖啡色样斑发生于正常人。通常大于 1.5 cm 直径的咖啡斑多于 6 个以上,则为神经纤维瘤病的指征。

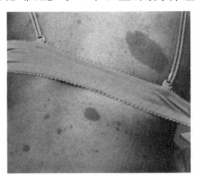

图 4-1　咖啡斑(一)

二、组织病理

表皮基底层黑素细胞数目及黑素增多。

三、鉴别诊断

应与雀斑及单纯雀斑样痣相鉴别。雀斑很少有较大皮疹,病理切片基底层色素细胞不增加;单纯雀斑样痣多为单侧,病理切片示表皮突延长。

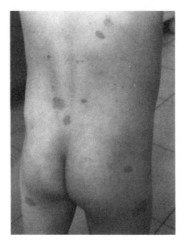

图 4-2 咖啡斑(二)

四、治疗

一般不需要治疗,必要时可用染料脉冲激光治疗。

第四节 蒙 古 斑

蒙古斑又称"胎记",是发生于婴儿腰骶部的蓝灰色斑,出生即有,几年后自然消退。常见于黄种或黑种人儿童,白种人少见。

一、病因

蒙古斑的发生与隐性遗传和显性遗传因素有关,是真皮网状层黑素细胞产生色素增多的结果。本病是由于胚胎时黑素细胞从神经嵴到表皮移行期间。未能穿过真皮与表皮之交界,停留在真皮深部,延迟消失所致,故又称真皮黑变病。蒙古斑特殊的灰青色或蓝色是由于黑色颗粒位于真皮较深处所致。

二、临床表现

在我国,患幼儿皮肤病调查中,蒙古斑发病率最高,而 4 岁以后的蒙古斑仍不少见。呈浅蓝灰色、蓝色或黑蓝色,圆形、椭圆形或不规则形斑,色泽一致,边界不清,无自觉症状,损害处皮肤柔软,通常肤色较黑的人,皮损色泽更黑。直径大小从数毫米至十几厘米。通常是单个的,损害也有多发广泛分布,被称为泛发性皮肤黑素细胞增生症或皮肤黑素细胞错构瘤。腰骶部及臀部是最常见的好发部位,股侧甚至肩部也有发生,极少发生于胸、腹、四肢、背和面部。蒙古斑如发生于眼睑、球结膜、巩膜时,则相同于太田痣。大多数病例在儿童期5~7岁时自发性消退,不留痕迹,偶有持续到成年或扩大。

裂唇痣是指唇部蒙古斑伴有腭裂。

三、鉴别诊断

蒙古斑与蓝痣的鉴别是后者颜色更深,为高出皮面的结节,病理见嗜黑素细胞。

四、治疗

直径<1 cm多年无变化的不需治疗;>1 cm者,可切除。

第五节　贫　血　痣

贫血痣为一先天性疾病。其发病机制可能是由于小动脉的血管收缩纤维应激增加或血管舒张纤维的抑制,从而使血管长期处于收缩状态而引起。

一、临床表现

损害为大小和形状不等的浅色斑点或斑片,境界明显,边缘平整,其周围皮肤完全止常(图4-3,图4-4,图4-5)。当摩擦或拍击患处时不易发红。可发生于身体任何部位,有时损害呈线状分布。损害处组胺试验缺乏三联反应的红晕。本病也可发生于神经纤维瘤病和结节性硬化症的患者。此病类似白癜风,但有正常数量的黑色素。

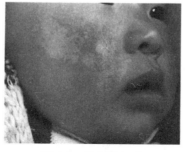

图 4-3　贫血痣(一)

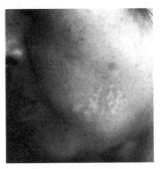

图 4-4　贫血痣(二)

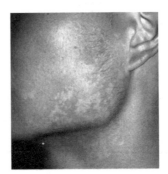

图 4-5　贫血痣(三)

二、鉴别诊断

本病需与下列疾病鉴别。

(一)白癜风

损害为乳白色,其边缘往往色素增多,当拍击或摩擦患部时容易发红。

(二)麻风性浅色斑

患部的三联反应虽不完整,但有感觉障碍及其他麻风表现。

三、治疗

目前无有效疗法。

第六节　太　田　痣

太田痣亦称眼上腭部褐青色斑痣、眼真皮黑素细胞增多症、眼皮肤黑变病、眼黏膜与皮肤的黑素细胞增多症等。1939 年由太田首先描述。最常见累及单侧三叉神经第一和第二分支支配部位。

一、病因与发病机理

发病病因与蒙古斑相同,可能是常染色体显性遗传,为真皮黑素细胞错构瘤。但也有学者认为,其按周围神经分布的特点提示黑素细胞可能来源于局部神经组织。

二、临床表现

60%的患者出生时即有皮肤损害,余者大多数在10～20岁内出现,偶有晚发或在妊娠时出现。主要见于亚洲人和深肤色种族人,80%发生于女性。本病常发生于颜面一侧的上下眼睑、颧部及颞部,约2/3的患者同侧巩膜蓝染。双侧病变少见(5%～10%),常伴有其他部位的持久性蒙古斑。病变广泛者可波及眼睑、眼结合膜、眼内结构(虹膜、眼底、视神经)、球后组织和眶脂膜,也有累及颊、额、头皮、鼻翼及耳,上腭及颊黏膜也可受累。皮损为淡青色、深蓝色或蓝黑色斑片,大多数为单侧性,有的患者结膜、巩膜亦青蓝色,多自幼发病,皮损的颜色因日晒、劳累、月经期、妊娠而加重。有的青春期变深扩大。

太田痣可分如下四型。①轻型。a.轻眼眶型:淡褐色斑,仅限于上下眼睑;b.轻颧骨型:淡褐色斑,仅限于颧骨部。②中型:深蓝色至紫褐色,分布于眼睑、颧骨及鼻根部。③重型:深蓝色至褐色,分布于三叉神经的第一、二支支配区。④双侧型约占3%。

此外,还有多种分类方法。两侧性分布的分为对称型(中央型、边缘型)、非对称型。根据颜色分为褐色型、青色型。根据组织学特点分为浅在型(黑素细胞位于真皮浅层,多呈褐色)、深在型(黑素细胞位于真皮深层,多呈青紫色)、弥漫型(黑素细胞位于真皮全层,多呈紫青色)。根据年龄分为早发型(出生后数年内)、迟发型(青春期以后)。

太田痣可合并持久性蒙古斑,并发伊藤痣、蓝痣和血管瘤,亦有报道前房角因色素增生受阻而导致青光眼,合并神经性耳聋、眼球后退综合征,同侧先天性白内障和上肢萎缩。太田痣为良性色素沉着斑,一般不会自发消退,无自觉症状。但恶性黑素瘤亦有发生,据报道,恶变病例中白种人发病率最高,最常见的恶变部位是脉络膜。

三、治疗

本病使用液氮冷冻、红宝石激光可有效去除或减轻皮损。脉冲激光治疗具有无瘢痕,无色素脱失,技术操作简便的优点。一般发病年龄越轻消退越快。

第七节 伊 藤 痣

伊藤痣于1954年由伊藤首先报道,为好发于肩及上臂外侧神经支配区的色素斑,称之为肩峰三角肌褐青色痣。

一、临床表现

伊藤痣是发生于肩、上臂、后锁骨上及臂外侧神经所支配区域的褐色、青灰或蓝色斑(图4-6),在斑中偶见有结节。皮损通常为单个,有时可多个,大小约5 cm或更大。多数皮损处毛发正常、约60%色素斑是先天的,女性多见占80%。皮损很少消失,通常不变,很少出现恶变。

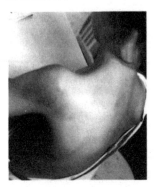

图4-6 伊藤痣

二、组织病理

黑素细胞位于真皮中部,可累及真皮上部或皮下脂肪组织,数目较多,胞体伸长,呈梭形,散布于胶原束间,内含黑素量不一。黑素量少者对Dopa反应阳性,多者对Dopa反应呈弱阳性或阴性,少数损害中可见噬黑素细胞。

三、诊断和鉴别诊断

根据色素斑的颜色、分布等临床表现,可以做出诊断。需与交界痣、蒙古斑和太田痣等相鉴别。交界痣一般无毛,可稍高起,可发生恶变。病理上在表皮下部或邻近真皮处有痣细胞巢。

四、治疗

Q-开关红宝石激光治疗有显著疗效。有人用磨削与冷冻术治疗取得较好疗效。

第八节　色素性毛表皮痣

一、概述

色素性毛表皮痣又称 Becker 痣是一种较常见的病变,多见于青年人,在儿童期出现。随年龄增长的斑状色素沉着。

二、临床表现

儿童时期开始出现,随着年龄增长,经日晒后逐渐明显,为一不规则的斑状色素沉着。好发于肩、前胸或肩胛骨区域,但也可发生于前臂、腕、面颈等其他部位。新发生的色斑可相互融合,可达手掌大小或更大,1～2 年后出现粗毛。边界不规则,呈地图状。有时痣不明显,需要和相对称的部位仔细比较才能查出。在皮损部位可合并其他皮内痣或表皮痣。

三、实验室检查

组织病理:表皮增厚,表皮突和真皮乳头可延长,轻微角化过度。基层和棘细胞层色素沉着增加,但黑素细胞数目正常。

四、诊断及鉴别诊断

据儿童期出现、随年龄增长、日晒后明显、出现 2 年后痣上出现粗毛,结合组织病理检查不难诊断,易与其他色素沉着鉴别。

五、治疗

无须处置。

第九节 颧部褐青色痣

颧部褐青色痣主要特点为颧部对称分布的黑灰色斑点色素沉着。

一、病因

在胚胎发育期,黑素细胞由神经嵴向表皮移行时,由于某种原因未能通过表皮、真皮交界,停留在真皮内,从而形成病变。

二、临床表现

多发于女性,发病年龄多在 16～40 岁,部分患者有家族史。发病部位在面部,绝大多数在颧部,少数也可在眼睑、鼻翼部,为直径 1～5 mm 的灰褐色、黑灰色或黑褐色色素沉着斑,圆形、椭圆形或不正形,境界比较清楚,数目不等,可为几个到几十个,平均 10～20 个,皮疹不凸出或凹陷皮肤表面,绝大多数双侧对称分布。眼、口腔黏膜无损害。患者一般无自觉症状。

三、诊断与鉴别诊断

根据临床表现可以诊断,需与下列疾病鉴别。

(一)太田痣

临床少见,大多为单侧分布,沿三叉神经眼、上颌支部位走行,发病早,大多在出生时或 1～2 岁前发生,皮损为融合性色素沉着,常合并有眼、口腔黏膜损害。

(二)雀斑

皮损为黄褐色斑点,相对较小,发病早,多在 5 岁以内发生,有明显的季节性,夏季晒后加重。

四、治疗

外用脱色剂以及剥脱疗法效果不显,用 694 nm Q 开关脉冲红宝石激光、755 nm Q 开关紫翠玉激光、1 064 nm Nd：YAG 激光治疗有较好疗效,但治疗周期较长,须经 2 次以上的治疗方可达到满意效果,每次治疗间隔 3 个月左右。

第十节　炎症后色素沉着

炎症后色素沉着为继皮肤急性或慢性炎症后出现的皮肤色素沉着。

一、病因

许多炎症性皮肤病可引起皮肤炎症后色素沉着,这些疾病包括扁平苔藓、红斑狼疮、固定型药疹、带状疱疹、玫瑰糠疹、疱疹样皮炎、角层下脓疱病、虫咬皮炎、二期梅毒、肥大细胞病、脓皮病、脂肪黑变性网状细胞增多、火激红斑等。具发病机制可能是由于炎症反应使皮肤中硫氢基还原或部分去除。由于硫氢基减少,使酪氨酸酶活性增高而引起皮肤色素沉着。色素沉着的程度与炎症的程度无关,而是取决于皮肤病的特征。

炎症后色素沉着也亦继发于各种物理刺激(外伤、热、放射)、化学刺激(药物、原发性刺激物、光敏物、变应性感染)。

二、临床表现

临床表现为浅褐色、紫褐色到深黑色的色素沉着斑(图 4-7),局限于皮肤炎症区,常在红斑消退后出现,经数月才能消失。日晒或再次发生炎症,色素可加深。有时持续数年不退,在肤色深的人,消退更慢,一般无自觉症状。

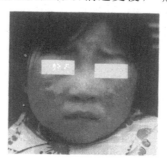

图 4-7　炎症后色素沉着

临床上根据色素沉着的分布类型,可追溯原发性皮肤病,如带状疱疹、丘疹性荨麻疹、扁平苔藓、疱疹样皮炎等。火激红斑于长期暴露于火光和热后出现网状毛细血管扩张,继之出现网状色素沉着。外伤后色素沉着易见于肤色深的人种。患某些苔藓样药疹后,色素沉着很明显,呈现特征性的脂肪黑变性网状细胞增多症。

三、诊断

根据原先有炎性皮肤病史或皮肤炎症性刺激史,而后出现色素沉着,容易诊断,但有些患者皮肤炎症或刺激很轻微,未受到注意,此时常不易追溯到原因。

四、治疗和预防

查明原发皮肤病史,除去病因及针对病因治疗,避免炎症进一步发展,避免日晒及其他炎症刺激,可口服维生素 C,外用脱色剂如氢醌霜、壬二酸霜、曲酸霜、过氧化物歧化酶霜等。

第十一节　职业性黑变病

职业性黑变病是一组表现为皮肤色素沉着的色素代谢障碍性皮肤病,可以是职业性的,也可以是非职业性的。职业性黑变病是指在劳动或作业环境中存在的致病因素引起的皮肤黑变病,占职业性皮肤病的 2%～5%,散发于各行业中。

一、病因

职业性黑变病有明显的外因,与发病有关的外源性致病物主要有三大类:煤焦油、石油及其分馏产品;橡胶防老剂及橡胶制品;某些颜料、染料及其中间体。这些因素所致的病例占全部病例的 90%左右。此外,本病的发生与个体的内在因素也有明显关系。一般认为内分泌紊乱和神经精神因素可能是本病发生的诱因,总之皮肤黑变病的发病机制尚不完全清楚,但从临床资料可以看出,本病是多因素的,是由复杂的内因和/或外因引起的,不同的患者可由不同的外因或内因导致色素代谢障碍而发病。

二、临床表现

其特点为色素沉着出现前或初期,常有不同程度的阵发性红斑或瘙痒,色素沉着较明显时,上述症状减轻或消失。色沉多见于面颈等暴露部位,亦可发生在躯干、四肢或呈全身性分布。皮损形态多呈网状或斑(点)状,有的可融合成弥漫性斑片,界限不清楚。颜色呈深浅不一的灰黑色、褐黑色、紫黑色等。在色沉部位表面往往有污秽的外观。矿物油引起的皮肤黑变病,前臂多伴有毛孔角化现象。脱离接触后色沉消退较慢,恢复接触仍可复发。

三、诊断和鉴别诊断

诊断职业性黑变病,首先要排除非职业性因素引起的皮肤黑变病,这主要靠职业接触史,另外必须与光毒性皮炎继发的色素沉着加以区别,后者发生在光毒性皮炎的暴露部位,有较明显的界限,呈弥漫性的色素沉着,停止接触致病物和避光照后色素消退较快。

四、治疗

(1)确诊后调换工种,避免继续接触致病物。一般情况下在脱离接触后,病情可逐渐好转,但色素沉着消退较慢。

(2)维生素 C 有抑制黑素形成的作用,可以采用口服或注射,方法:维生素 C 5 g 加入 10％葡萄糖液 500 mL 中静脉滴注效果较好。每天一次,连用3周,接着服中药六味地黄丸一周,共4周为 1 个疗程,可连续治疗 3～4 个疗程。

(3)青霉胺、巯乙胺等巯基络合剂也常用于黑变病的治疗,但疗效不如维生素 C。

(4)局部涂药常用的有 3％氢醌霜,但往往收效不明显。

第五章

变态反应性皮肤病

第一节　脂溢性皮炎

脂溢性皮炎是发生于皮脂溢出部位的炎症性皮肤病,常见于皮脂分泌旺盛区,如头面部及胸背部,表现为红斑及油腻性鳞屑,成人及新生儿多见。

一、致病因素或危险因素

在遗传易感性基础上,皮脂分泌的增多和化学成分的改变,使皮肤表面存在的常驻菌群马拉色菌大量繁殖引起炎症。免疫功能紊乱、精神因素、高脂高糖饮食、B族维生素缺乏、嗜烟酒等对发病、发展有促进作用。近半数人类免疫缺陷病毒(human immunodeficiency virus,HIV)阳性者伴有脂溢性皮炎,面积广泛且症状严重。脂溢性皮炎患者头皮屑中马拉色菌的数目是非脂溢性皮炎患者的2倍。也有马拉色菌数目不增加或减少者,此时皮肤屏障破坏和机体的免疫异常在发病中起重要作用。

二、临床特点

成人皮损为位于头皮、面部及躯干等处的暗红色油腻性斑片,上覆油腻性糠状鳞屑或痂,严重时可出现糜烂、渗出。头皮可表现为头皮屑,面部主要以鼻唇沟、鼻翼、额、下颌、眉毛和胡须等处出现黄红色、油腻性鳞屑性斑片等为表现。不同程度瘙痒,常伴有脂溢性脱发、痤疮、酒糟鼻等。

婴幼儿常在出生后2~10个月发病,头皮表现为黄色痂及棕色黏着性鳞屑,常与不剃胎毛、不经常洗头,致头皮油脂性鳞屑堆积有关,前额及面部也是常发部位,可伴有特应性皮炎,表现为红斑、糜烂、渗出、结痂等。

三、实验室检查

胶带粘贴或取鳞屑镜检,大多可查见马拉色菌。

四、诊断要点

(1)头面部为主的红斑、油腻性糠状鳞屑或痂壳。

(2)反复发作,伴瘙痒。

(3)头皮屑增加,可伴脂溢性脱发。

(4)鳞屑直接镜检可查到球形或卵形的马拉色菌出芽孢子,用含油培养基培养可分离出马拉色菌。

(5)排除头部银屑病、玫瑰糠疹、湿疹、体癣、花斑糠疹、皮肤念珠菌病、红斑型天疱疮等。

五、易混淆的疾病

(一)头部银屑病

头部银屑病常发生在发际和头皮的红色丘疹和斑块,表面银白色鳞屑,可见点状出血征,发呈束状,躯干及膝前、肘后常见类似皮损,冬重夏轻。

(二)玫瑰糠疹

玫瑰糠疹先有母斑(前驱斑),1~2周后颈部、躯干和四肢近端出现继发皮损,皮损呈玫瑰红色,长轴与皮纹一致,表面有糠状鳞屑,常能自愈。

(三)湿疹

皮损为多形性,有水疱、渗出,无油腻性鳞屑及痂皮。对称分布、境界不清,痒感明显。

(四)体癣

体癣为中心痊愈边界活跃的红褐色或黄褐色斑,上覆鳞屑,不呈油腻性,常伴瘙痒,真菌检查可见菌丝或孢子。

(五)花斑糠疹

躯干为主的色素沉着或色素减退斑,上覆糠状鳞屑,真菌镜检查见短弯菌丝和成簇圆形或卵形出芽孢子,用含油培养基能分离出马拉色菌。

(六)皮肤念珠菌病

皮肤念珠菌病好发于皮肤潮湿的皱褶部位,红斑,鳞屑镜检见假菌丝和出芽孢子,培养可分离出酵母样菌落。

(七)红斑性天疱疮

面部呈蝶形鳞屑斑,头皮、胸背散在红斑,有疱壁松弛易破的水疱,棘细胞松解阳性。

六、治疗

(一)常规治疗方法

常规治疗方法以局部和系统抗真菌治疗为主,辅以抗感染治疗。

1.外用药物

(1)2%酮康唑洗剂,每次取药液5 mL洗头及洗面部皮损,保持3～5分钟后用清水洗净,每周2次,连用2～4周。酮康唑可抑制真菌细胞膜麦角甾醇的生物合成,影响细胞通透性,而抑制其生长,酮康唑同时具抗炎作用。

(2)硫化硒洗剂:洗头、每周2次,连用2～4周。

(3)局部外用药物:2%酮康唑霜或沉淀硫黄洗剂或5%硫黄炉甘石洗剂或3%樟脑醋外搽,每天1～2次。对炎症明显者可用含糖皮质激素的混合制剂如复方咪康唑霜,每天1次。出现渗出、糜烂部位可用氧化锌油或0.2%呋喃西林软膏。

2.内用药物

对皮损较广泛并有明确真菌感染证据者的给予口服抗真菌药伊曲康唑,成人200～400 mg/d,连服1～2周。或内服酮康唑(200 mg/d),连服1～2周。或内服氟康唑150 mg,每周1次,连服4周。炎症明显且皮损泛发者可服雷公藤制剂。米诺环素对痤疮杆菌的抗菌力较强,具高效、长效性质,并有抑制皮脂分泌作用,成人50～100 mg/d,连服2～4周,但不要与唑类药物同服,以免增加肝脏负担。

(二)治疗难点

青春期、雄激素分泌旺盛,导致皮脂分泌旺盛。治愈后常易复发。

(三)新治疗方法及新药

目前还有一些研究提出了新的治疗,如钙调磷酸酶抑制剂,为大环内酯类免疫调节剂,属子囊霉素衍生物,包括0.03%和0.1%他克莫司软膏、1%匹美莫司乳膏。可抑制T细胞增殖、活化及释放细胞因子,抑制IL-2、IFN-γ和TNF-α的产生,局部应用可以抑制迟发型变态反应,都有较强的抗炎活性,且没有糖皮质激素样的不良反应,同时还有抗马拉色菌的活性。还有研究表明,茶树油以及苯乙烯酸,因具有抗马拉色菌作用而取得较好效果。

七、循证医学证据

(1)尚未见系统评价或荟萃(Meta)分析证据。

(2)随机、双盲、多中心、安慰剂对照研究(Smith SA 等,2002)开放治疗脂溢性皮炎:口服混合制剂(溴化钾：溴化钠：硫酸镍：氯化钠＝1：2：3：6)(51例),10周后与安慰剂组比较,有明显改善($P<0.04$)。

(3)随机、双盲、多中心、安慰剂对照研究(Piйrard-Franchimont C 等,2002)用含 2%酮康唑和 0.05%地奈德的混合制剂凝胶(9例)和不含药物的凝胶(9例)治疗面部脂溢性皮炎,每天1次,连用3周,结果显示易耐受并有明显的疗效,每天1次,两周即可起效。

(4)随机、双盲、多中心、安慰剂对照研究(Bailey P 等,2003)用两种不同浓度的吡硫锌和对照制剂比较去头皮屑效果和抗真菌活性(53例),含吡硫锌的香波有明显的去头皮屑作用,且高浓度的吡硫锌香波较低浓度吡硫锌香波有更好的去头皮屑效果和抗真菌活性。

(5)随机、双盲、多中心、安慰剂对照研究(Vardy DA 等,2000)使用 1%环吡酮胺香波与安慰剂对照治疗脂溢性皮炎(112例),每周2次,每次5分钟,连用四周,结果显示,1%环吡酮胺香波较对照组症状明显改善($P<0.000\,01$)。结论:1%环吡酮胺香波治疗脂溢性皮炎安全有效。

(6)随机、双盲、多中心、安慰剂对照研究(Scaparro E 等,2001)口服特比萘芬(250 mg/d,连服4周,30例)和安慰剂(保湿软膏)(每天2次外用,30例)研究特比萘芬治疗中到重度脂溢性皮炎疗效。结论:口服特比萘芬4周后,临床症状改善明显。

(7)随机、双盲、多中心、安慰剂对照研究(Squire RA 等,2002)用含 1.5%环吡酮胺和 3%水杨酸的香波与 2%酮康唑香波比较治疗头皮屑和脂溢性皮炎的疗效(154例),每周3次,连用3周。结论:两种香波治疗头皮屑和脂溢性皮炎都安全有效。

(8)随机、双盲、多中心、安慰剂对照研究(Unholzer A 等,2002)用 1%环吡酮胺软膏与 2%酮康唑软膏以及安慰剂对照评价局部应用环吡酮胺软膏治疗脂溢性皮炎的安全性及耐受性(每天1次,共28天,165例)。结论:环吡酮胺软膏局部治疗脂溢性皮炎安全有效。

(9)随机、双盲、安慰剂对照研究(Koca R 等,2003)用 0.75%甲硝唑凝胶和安慰剂对照比较治疗面部轻到中度脂溢性皮炎的疗效(每天2次,共8周,84例)。结论:0.75%甲硝唑治疗脂溢性皮炎没有明显效果。

(10)随机、多中心、安慰剂对照研究(Dreno B 等,2003)用 8%葡糖酸锂软膏与 2%酮康唑软膏对照比较治疗脂溢性皮炎效果(288例)。结论:锂治疗脂溢性皮炎较酮康唑效果好。

（11）随机、多中心、安慰剂对照研究（Rigopoulos D 等，2004）用 1％吡美莫司软膏（每天 2 次，11 例）与 0.1％17-戊酸倍他米松软膏（每天 2 次，9 例）对照治疗脂溢性皮炎。两者都有明显效果，倍他米松在减轻红斑、鳞屑、瘙痒症状方面快于吡美莫司但无统计学意义。症状复发并加重在倍他米松组多于吡美莫司组，且在治疗 15 天停药后，吡美莫司组无复发，而倍他米松组大多复发，差别有统计意义。结论：非类固醇类局部用药吡美莫司可能是治疗脂溢性皮炎的首选用药。

第二节　颜面再发性皮炎

颜面再发性皮炎又称颜面部复发性皮炎，是一种好发于女性颜面部，以糠状鳞屑及红斑为主要表现的皮炎，故有学者称之为女子颜面再发性皮炎，实际上男性也可发生。本病病因尚不清楚，可能与化妆品或花粉等过敏，或与光线刺激、温热和尘埃等刺激有关。此外，卵巢功能障碍、自主神经功能紊乱、消化功能障碍等也被认为与该病相关。

一、诊断

（一）临床表现

多于春、秋季发病，其他季节也可发病。患者以 20～40 岁女性最为常见，发病突然，感轻度瘙痒，有皮肤干燥或绷紧感；初发于眼睑周围，逐渐向颧颊部、耳前扩展，有时累及整个面部。皮损为轻度局限性红斑，可有轻度肿胀，上覆细小糠状鳞屑，皮损时轻时重，病程 1 周或更长，可反复发生。再发病例皮损消退后可留色素沉着。有学者认为该病绝无丘疹、水疱发生。

（二）实验室检查及特殊检测

该病尚无特殊检测用于其诊断，但是变应原检测有助于了解其诱因。曾有学者对颜面再发性皮炎的患者血清变应原和 IgE 进行检测发现，变应原检测阳性率和血清总 IgE 明显高于健康对照组，季节性发病患者主要对花粉过敏。

（三）诊断标准

根据好发季节，以 20～40 岁女性多见，颜面覆有细小鳞屑的红斑，轻微瘙痒，皮肤干燥，皮损消退后可再发，诊断不难。

（四）诊断疑点

本病常反复发作，病因不易明确，可作皮肤变应原试验以帮助寻找可能的致病因素。

（五）鉴别诊断

本病需与面部接触性皮炎、脂溢性皮炎、和面部湿疹相鉴别。

1.面部接触性皮炎

皮损红肿明显，常有密集丘疱疹，境界清楚，有明确接触史，与季节无关，任何年龄皆可发生。

2.脂溢性皮炎

该病以毛囊周围红色丘疹及油腻鳞屑为主要特点。

3.颜面单纯糠疹

儿童多见，糠状鳞屑，无红斑，有色素脱失。

4.面部湿疹

皮损呈多形性，可有丘疹、水疱、糜烂、渗出、红斑、鳞屑等，瘙痒明显。

二、治疗

（一）常规治疗方法

避免日晒，不用化妆品，不吃刺激性食物等。

1.外用疗法

外用单纯无刺激性霜剂、保湿霜和防晒霜剂。此外可用生理盐水或1.5％～3％硼酸液冷敷。

2.内用疗法

内用疗法可以服用 B 族维生素、维生素 C。

（二）治疗难点

颜面再发性皮炎系病因不明的过敏性疾病，易复发。因此，应注意避免各种可疑的致病因素，避免日晒，刺激性化妆品及各种有害因子，通过变应原检测了解诱因有助于治疗和预防。此外有患者自行使用激素类药物反复外用导致类固醇皮炎，增加治疗的难度。

（三）特殊用药

对症状较重的患者，可以使用低浓度激素霜剂如 0.1％糠酸莫米松乳膏（艾洛松）或者醋酸氢化可的松霜剂，短期使用。可酌情使用免疫抑制剂如海棠合剂每天 3 次，每次 20 mL，或者昆明山海棠片，每天3次，每次 3 片；抗组胺药物如咪唑斯汀 10 mg,每天 1 次;西替利嗪 10 mg,每天1 次等。

三、循证医学证据

目前未见颜面再发性皮炎的循证医学研究。

第三节　化妆品皮炎

广义的化妆品皮炎包括因使用化妆品引起的所有皮肤改变,如化妆品不耐受,化妆品刺激性皮炎,化妆品变应性接触性皮炎,化妆品光感性皮炎,以及化妆品导致的皮肤色素、毛发和趾(指)甲改变;狭义的化妆品皮炎仅指化妆品导致的刺激性皮炎和变应性接触性皮炎。

一、诊断

(一)临床表现

1.化妆品刺激性皮炎

由化妆品刺激造成,特点是皮疹局限于使用化妆品的部位,表现为红斑,重者出现红肿、水疱、糜烂、渗出。因不需致敏过程,在初次使用化妆品后立即或数小时后即可发生,多见于使用劣质化妆品、特殊用途化妆品(如除臭、祛斑、脱毛类产品等)或化妆品使用方法不当;对于合格化妆品,多为长期反复使用有轻度刺激的化妆品累积效应。化妆品引起的刺激性皮炎常是复杂、不易预测和很难重复的,可能与遗传、种族有关,黑色人种的刺激性皮炎发生率较低。皮肤屏障功能完整性也影响刺激性反应的发生,可以通过透皮水丢失(TEWL)测量,TEWL 增高说明皮肤完整性受损,易发生刺激性皮炎。

2.化妆品变应性接触性皮炎

由于接触化妆品中的致敏物引起的皮肤炎症。临床表现与典型的变应性接触性皮炎一致:瘙痒、红斑、丘疹、水疱、渗液及结痂等。首发部位一般是接触部位,也可扩至周围及远隔部位;以接触部位更严重。但也有例外,如染发皮炎一般头皮皮疹较轻,而发际缘、耳后皮肤皮疹更为明显,并且可以出现头面部肿胀及周身不适等症状;甲用化妆品很少引起指甲及甲周皮肤的改变,而容易引起其他部位皮肤如面颈部,尤其是眼睑的皮炎。许多因素可以影响对某种特定化妆品变态反应的发生率,包括配方的组成、浓度及纯度、使用部位及状态、接触时间、频率等。

3.化妆品光感性皮炎

使用化妆品后,经过日光照射而引起的皮肤炎症。它是化妆品中的光感物质引起皮肤黏膜的光毒性或光变态反应。光毒性反应一般在日晒后数小时内发生。表现为日晒伤样反应:红斑、水肿、水疱甚至大疱,易留色素沉着。光毒性反应是一种直接的组织损伤,组织病理以角质形成细胞坏死为特点。初次使用光毒性化妆品即可发病。常见的光毒性物质是5-甲氧沙林。现在化妆品引起的光毒性反应已经少见文献报道。光变态反应一般在日晒后24～48小时发生。表现为湿疹样皮损,通常伴有瘙痒。其作用机制为Ⅳ型迟发性超敏反应,组织病理表现为海绵水肿、真皮淋巴细胞浸润。化妆品中的光感物质可见于防腐剂、染料、香料以及唇膏中的荧光物质等成分中,防晒化妆品中的遮光剂如对氨苯甲酸(PABA)及其脂类化合物也可能引起光感性皮炎。

4.化妆品色素紊乱

化妆品色素紊乱指应用化妆品引起的皮肤色素沉着或色素脱失,以色素沉着较为常见。临床表现为使用化妆品数周或数月后,逐渐出现淡褐色或褐色的密集斑点。多发生于面、颈部,可单独发生,也可以和皮肤炎症同时存在。或者发生在接触性皮炎、光感性皮炎之后。其实,色素性化妆品皮炎是接触性皮炎的一种特殊类型,只不过在此型皮炎中,炎症的成分较轻而色素沉着的特点显著。很多这样的患者实质上是长期反复接触小量变应原引起的化妆品过敏,主要致敏物香料、煤焦油染料等。

(二)辅助检查

当疑诊化妆品变应性接触性皮炎时,应进行斑贴试验以确诊。国际接触性皮炎研究组(ICDRG)推荐,将斑贴试验作为诊断的基础,但当使用可疑变应原或产品进行斑试结果持续阴性,或当斑贴试验结果关联性不确定时,应进行重复开放试验。

值得注意的是,仅进行产品的斑贴试验可能出现假阴性,对“洗脱性”化妆品进行重复开放试验时可能出现假阳性。部分保留性产品可以原物进行封闭式斑试,但是一些含有刺激性成分的产品(如肥皂、去污剂、香波、发泡清洁剂、泡沫浴剂、剃毛霜、洁牙剂等)应进行稀释后行斑贴试验或采用半封闭方法。当出现暴露部位皮炎的时候,考虑进行光斑贴试验也是必要的。随着越来越多天然植物提取物以及紫外线防光剂添加品进入市场,光斑贴试验重要性将会增加。

要确定化妆品变应原,最好是进行产品斑贴试验的同时,将产品中所含各单一成分以合适的浓度进行斑贴试验。当高度疑诊变应性接触性皮炎,但对成分进行斑贴试验结果为阴性时,最好能从生产厂家获得原料进行斑试。以便于向患者提供避免再次接触过敏成分的建议。目前常用标准抗原系列或筛选抗原系列进行化妆品的斑贴试验。化妆品主要的变应原包括香料、防腐剂、染料等。香料是化妆品过敏中最常见的变应原。香料能导致使用部位的皮炎,也可有挥发和光敏形式的接触性皮炎。

欧洲标准变应原系列中的香料混合物包括各 1% 的下列物质:肉桂醛、肉桂醇、香叶醇、丁香酚、异丁香酚、栎扁枝衣提取物、羟基香茅醛和戊基肉桂醇。但由于香料的复杂性,仅用此混合物斑贴试验会出现对香料过敏患者的假阴性。不同的研究中心也加用檀香油、水仙花提取物、衣兰油、秘鲁香脂等抗原进行斑试,以期减少香料过敏的漏诊。

防腐剂是常见的化妆品变应原。甲醛是重要的变应原,但很少直接用于化妆品防腐。有许多防腐剂能够释放出甲醛,这类释放甲醛的防腐剂包括咪唑烷基脲、双咪唑烷基脲,季铵盐-15、DMDM 海因、普罗布尔、甲基异噻唑啉酮等。对甲醛过敏的患者可能对该类防腐剂发生变态反应,甲醛释放剂之间也可见到交叉过敏。对羟基苯甲酸酯是最常用的化妆品防腐剂,属于弱的化妆品变应原。但是,当其添加于治疗性药物,特别是在皮损处应用时,将会有较高的潜在致敏性。

此外,染发产品、化学性防晒剂等也因目前使用的增多而逐渐成为重要的变应原。近来化妆品生产厂家热衷于提取天然植物成分作为化妆品成分,对于植物提取物的过敏也常见报道。

二、预防和治疗

(一)预防

对于化妆品不良反应,重在预防。选择化妆品,应注意选择质量过关的产品。正规化妆品应该在产品上标有卫生许可证、生产许可证或卫健委进口化妆品批准文号或卫健委特殊用途化妆品批准文号。产品外包装上还应标有制造商的名称、地址,进口化妆品应标明原产国名、地区名、制造者名称、地址或经销商、进口商、在华代理商在国内依法登记注册的名称和地址。

对于变态反应导致的不良反应,应该避免再次接触相同抗原,可选用较低致敏性的替代物,还需注意交叉反应的可能性。在化妆品标签上标明成分是预防化妆品皮炎的关键。对于化妆品过敏的患者,在通过斑贴试验确定了过敏的抗原后,只有知道哪些化妆品中含有该物质,才能更好地避免再次接触。目前,美国和欧洲等国家要求化妆品标示成分,我国现尚无此项规定。

值得一提的是,对香料过敏患者的治疗是相当困难的。建议患者使用标志"不含香料"的产品是不能完全避免接触香料的,因为对香料的定义存在偏差。当一种香料具有多种功能,比如防腐或润滑作用时,它就能以防腐剂或润滑剂的"身份"被合法的加入标志为不含香料的产品中。还有一些调味料、天然香料和植物提取物也能产生香料过敏的问题。

(二)治疗

治疗原则与普通接触性皮炎原则一致。对急性炎症,应避免搔抓、烫洗、肥皂洗涤。可用抗组胺药、维生素 C、钙剂抗过敏。严重者可酌情使用糖皮质激素。局部可视情况采用冷敷、炉甘石洗剂或氧化锌油。对其他病变,可按相应的皮肤病处理原则治疗。

三、循证医学证据

(1)尚未见系统评价或荟萃(Meta)分析证据。

(2)随机、双盲、对照研究(Jensen CD 等,2005)将 19 名对 MDBGN 过敏的患者分为两组,用两滴含有 MDBGN 的产品涂于前臂。一组使用 0.4％的 MDBGN,每天 1 次;另一组使用0.1％的 MDBGN,每天 4 次。观察中止时间为 3 周。诱发出阳性反应的时间大多在 4 天以内,两种不同浓度、使用方法的 MDNGN 几乎具有相同的诱发变态反应性接触性皮炎的能力。但是这一结果可能具有特定抗原的相关性,要得出普遍性的结论,还需进一步的研究。

第四节　糖皮质激素依赖性皮炎

糖皮质激素依赖性皮炎与局部皮肤长期使用或滥用糖皮质激素有关,又称类固醇皮炎、激素依赖性皮炎、激素性皮炎等。

一、诊断

(一)临床表现

本病可发生于任何年龄,以中青年女性为多。患者常先有某些面部皮肤病如痤疮、脂溢性皮炎、单纯糠疹、湿疹、光敏性皮炎、化妆品皮炎等,长期持续或间断反复外用糖皮质激素制剂或者含有此类激素的化妆品,使面部皮肤出现不同程度的红斑、肿胀、干燥,细薄鳞屑。患者自觉皮肤瘙痒,烧灼样疼痛,紧绷感。上述症状遇热加重,遇冷减轻。病程较长者还可出现毛细血管扩张、皮肤萎缩、变薄、毛囊性丘疹、脓疱、痤疮样或酒糟鼻样皮疹。好发于面部,偶见于手足皮肤。

(二)诊断标准

患者有反复外用糖皮质激素病史或使用含糖皮质激素的化妆品史。早期皮损表现为红斑、丘疹、干燥、脱屑。外用糖皮质激素症状缓解,停用后症状加重。严重者出现毛细血管扩张或皮肤萎缩。

(三)鉴别诊断

1.痤疮

痤疮好发于青春期男女,是毛囊皮脂腺的慢性炎症。常见于面部,也可发生于胸背部,可见与毛囊一致的丘疹、黑头或白头粉刺、脓疱,可与之鉴别。

2.酒糟鼻

酒糟鼻好发于中年人,皮损以鼻尖为中心,累及两颊、口周和颏部。皮肤油腻,皮损表现为毛细血管扩张、丘疹、脓疱,晚期可形成鼻赘。

3.脂溢性皮炎

脂溢性皮炎多发生在成人,偶见于新生儿。典型皮损为黄红色斑片上覆有油腻鳞屑,常从头部开始,逐渐累及面部、前胸后背,自觉瘙痒。

4.光敏性皮炎

光敏性皮炎多见于50岁以上的老年男性。多见于室外工作者,大多数患者病史漫长。皮肤暴露部位和非暴露部位均有皮损。但总是在夏天更重,在暴露部位皮疹更多。皮疹类似于一般的皮炎湿疹,但外用糖皮质激素制剂治疗常无效。部分患者可见面部有结节融合形成之斑块。

5.神经性皮炎

神经性皮炎见于成人,好发于颈后、项背、眼睑和肘后等皮肤摩擦部位。皮损有丘疹,苔藓样变,呈正常肤色或淡红色。伴明显瘙痒。

6.化妆品皮炎

化妆品皮炎好发于成年女性,有明确的化妆品接触史,皮损一般局限于接触部位如面颈部。皮疹多样,有红斑、丘疹、水疱、水肿、糜烂、鳞屑、色素沉着等。患者自觉皮损处瘙痒、灼热、疼痛。化妆品斑贴试验阳性。

7.颜面再发性皮炎

颜面再发性皮炎多发于青中年女性。春末夏初或秋季好发。可在同一季节反复发作，也可连续数年发病。皮损为小片状轻度红斑、小丘疹，可有细薄鳞屑。伴皮肤瘙痒不适。症状持续1周左右自行消退，可再次反复发作。

二、治疗

(一)常规治疗

(1)停用糖皮质激素：病程短者，立即停用糖皮质激素制剂。对病程长、停用后反应剧烈者，采用递减法，直至戒断：强效糖皮质激素改用弱效糖皮质激素；高浓度改为低浓度制剂；逐渐减少糖皮质激素用药次数，延长使用间隔时间。

(2)在停用或逐步减少及撤换糖皮质激素过程中，可选择炉甘石洗剂、3%硼酸溶液湿敷，活泉水喷雾，氧化锌油、丹皮酚或多塞平霜涂擦。还可使用有舒缓、保湿功能的药用性化妆品，以减轻皮肤炎症，改善症状。

(3)外用非糖皮质激素类抗炎药：氟芬那酸丁酯；丁苯羟酸；乙氧苯柳胺。本类药对多种变态反应模型都具有明显的拮抗作用，疗效相当于氟轻松软膏，且无糖皮质激素类药物的不良反应。

(4)自觉瘙痒明显者可常规剂量口服抗组胺药：氯雷他定、咪唑斯汀等。

(5)如经以上治疗效果不明显，糖皮质激素戒断症状严重者，可选用羟氯喹0.3～0.4 g/d，分2～3次口服。羟氯喹可抑制补体的活性，降低补体依赖的抗原抗体反应；此外还有一定抗炎、抗组胺、抗5-羟色胺和抗前列腺素作用。火把花根等药也可酌情选用。

(二)新的治疗方法及新药

有报道口服复方甘草酸苷片和注射卡介苗多糖核酸治疗本病取得一定的疗效。钙调磷酸酶抑制剂，包括0.03%和0.1%他克莫司软膏、1%匹美莫司乳膏。可抑制T细胞增殖、活化及释放细胞因子，抑制IL-2、IFN-γ和TNF-α的产生，局部应用可以抑制迟发型变态反应，都有较强的抗炎活性，且没有糖皮质激素样的不良反应。

(三)治疗难点

停用或撤换糖皮质激素过程中，可出现症状反跳或加重，使患者治疗失去信心。故治疗开始时向患者介绍本病常识，使其充分了解该病，减少患者的恐惧，增强治疗信心。同时还应向患者交代治疗时间，需1～2周症状才可能逐渐减轻，皮肤萎缩和毛细血管扩张需1～2年才能逐渐好转，使患者有长期治疗的思想准备,以取得患者的信任和配合。同时行原发病的病因治疗。

三、循证医学证据

(1)尚未见系统评价或荟萃分析证据及随机对照的双盲研究。

(2)随机对照研究(刘趁芳等,2005)。对照组($n=32$,西替利嗪 10 mg/d,维生素 C 0.2 g,每天 3 次)效率 68.75%。试验组[$n=38$,除应用上述药物外,口服白银解毒片(主要成分:白花蛇舌草、银花、枇杷叶、黄柏、桑白皮、黄芩、白芷、丹参、赤芍、元参、连翘、黄连)5 片每天 3 次。疗程 1 个月]有效率 92.10%。结论:加用白银解毒片明显提高了治愈率。

(3)随机对照研究(赵延海等,2005)168 例,随机分试验组 108 例:取中药(桑叶、枇杷叶、丹皮、生地榆各 30 g。皮疹以炎性结节为主者加蒲公英、地丁各 30 g;渗出明显者加黄柏、马齿苋各 30 g)加水 1 200 mL,煎至 500 mL,第一煎的药渣用上法再煎 1 次,两煎药液混合备用,每天早晚各取 500 mL 药液做面部冷湿敷,每次 10~15 分钟,每剂药用 1 天。对照组 60 例:每天早晚用 3% 硼酸液 500 mL 面部冷湿敷,每次 10~15 分钟。4 周判定疗效,治疗组有效率 83.33%,对照组有效率 61.87%。中药冷湿敷治疗面部糖皮质激素依赖性皮炎疗效可靠,安全无不良反应。

第五节　淤积性溃疡

这是一种与下肢静脉功能障碍有关的皮肤炎症性皮肤病。由于下肢静脉壁退化、静脉瓣膜功能不全、长期站立和深静脉内血栓形成等因素,使静脉压力增高、血流回流障碍与淤积,下肢静脉曲张,血液回流不畅,使小腿皮肤长期处于水肿状态,表皮发生变性而产生的慢性炎症反应。由于炎症引起的瘙痒、搔抓使皮肤破溃,下肢血液循环不良可以造成长期不愈的慢性皮肤溃疡,又称淤积性溃疡。因此下肢浅静脉曲张、静脉机制不全、淤积性皮炎、淤积性溃疡以及淤积性紫癜均属于静脉淤积综合征的不同表现。

一、病因和发病机制

下肢静脉的解剖:分为深静脉和浅静脉两组,深静脉位于肌肉束之间,和动脉伴行,浅静脉则位于皮下,在皮肤上可以看得到。

(一)深静脉

发生自足背静脉,向上在小腿分为胫前、胫后和腓静脉,在腘窝下缘汇合成腘窝静脉,向上到大腿内侧形成股静脉,穿过腹股沟韧带进入髂静脉,经髂总静脉进入下腔静脉。深静脉在下肢伴随同名动脉走行。深静脉壁上有较多瓣膜,由远端到近心端逐渐减少,保障血液向心回流。如果这些瓣膜或血管壁结构与功能异常可以造成下肢深静脉血流回流障碍,通过深、浅静脉之间的交通支进入浅静脉,引起浅静脉曲张。

(二)浅静脉

下肢浅静脉位于皮下,即深肌膜的浅表面,主要有两条。①大隐静脉:大隐静脉始于足背静脉网的内侧缘,在内踝前缘向上,在小腿和大腿的内侧上行,到腹股沟韧带下的卵圆窝注入股静脉。②小隐静脉:其于足背静脉网的外侧缘,经外踝后方和小腿后面向上行,在腘窝进入腘静脉。

在深、浅两组静脉之间存在较多交通支,在大腿这些交通支较少,在小腿交通支多而且复杂,主要分布在小腿的下 1/3 以及膝关节的上、下方的内侧。大、小隐静脉之间也有交通支互相贯通,在下肢静脉机制不全的患者中经常可以见到交通支功能不全。

在大小隐静脉内及其和股、腘静脉汇合处,以及每个静脉分支和每个交通支内均有双向型静脉二瓣膜存在,这种瓣膜在上行的大小隐静脉中瓣膜向上开放,在各交通支内的瓣膜向深静脉开放,深静脉内的瓣膜比浅静脉内更多。正常功能的静脉瓣膜对于维持静脉血流由浅向深、由下向上向心回流,并防止反流具有重要的意义。因此,维持下肢静脉血流回流正常的因素包括:①静脉管壁结构功能正常;②静脉瓣膜结构和运动功能正常;③心脏(特别是右心房)功能正常;④呼吸时产生的胸腔内负压;⑤肌肉运动的挤压作用。

任何一种因素的功能障碍均可以成为下肢静脉曲张的原因。主要因素包括内外两个方面:内在性静脉功能不全和外在因素造成静脉回流不畅。①内在性静脉功能不全:静脉壁结构和功能异常大部分患者具有先天性结缔组织及其支撑功能软弱现象。特别是某些患者的血管壁先天性软弱或存在先天性静脉瓣膜缺陷,加上浅静脉在皮下缺乏有力支持,在静脉高压持久时管腔逐渐扩大,以致发生静脉瓣膜关闭不全,血液倒流,由此使得静脉压进一步增高。外伤引起静脉管壁弹性丧失和静脉瓣膜关闭不全。老人的静脉壁发生退化、静脉瓣膜硬化引起功能不全。②外在因素造成静脉回流不畅:长期站立:立位时位于下肢静脉壁的血柱变直,使得静脉压增高。如果经常采取直立体位而不走动,下肢肌肉运动少更加减少了静脉的回流。临床上发生这类疾病者在从事直立体位工作的人群中较多说明这一点。其他使静脉压增加的因素包括妊娠子宫、盆腔内肿瘤压迫髂静脉,以及深静脉内血栓形成等。

长期静脉淤积造成一系列后果:①静脉的长期淤积可能引起静脉炎,进而发生静脉周围炎,累及邻近小血管产生微循环障碍和组织水肿。当水肿和炎症加重时累及周围脂肪组织,可以引起脂肪变性、坏死,脂肪周围结缔组织增生而出现局部皮肤硬化现象,形成皮下不规则形的硬化斑块。由于静脉压增加使毛细血管内压增加,引起血细胞外溢和皮下含铁血黄素沉着。②长期静脉淤积和血液循环不良,大量组织液外渗、皮肤水肿,使局部组织缺氧和营养不良,发生皮肤炎症反应,产生瘙痒、酸胀以及感觉异常,如果搔抓不但可以引起局部皮损的湿疹化进一步加重,有可能造成皮肤溃疡长期不愈。

二、临床表现

如前所述,下肢静脉曲张、静脉机制不全、淤积性皮炎、淤积性溃疡以及淤积性紫癜等均属于静脉淤积、静脉压升高的不同表现。临床上经常可以见静脉淤积综合征的几种征象合并发生,如淤积性溃疡经常发生在淤积性皮炎之上,或经常和下肢浅静脉曲张同时存在。

下肢静脉机制不全临床表现因损害程度不等分为 3 级,这些表现经常为一系列改变,损害随着病情的进展逐渐加重,故在疾病的不同时期有所不同,也可以多种表现同时存在。①第一级:水肿、静脉曲张和皮肤表面角化干燥。②第二级:皮肤萎缩与退行性变,出现水肿、皮炎、色素沉着、静脉周围炎和皮炎、皮肤硬化、白色萎缩等。③第三级:淤积性溃疡和溃疡愈合后瘢痕形成。

(一)静脉曲张

从足踝关节隆突表面以及足侧开始出现蜘蛛痣样扩张的小静脉,病情逐渐加重、范围扩大,早期无自觉症状。

(二)水肿

淋巴系统不能够将间质中的液体完全回输,故出现皮肤水肿。经常在经过长期站立后的傍晚水肿出现或加重,平卧休息后清晨水肿消退或减轻。

(三)淤积性皮炎

足踝部暗紫红色斑片、苔藓化。因搔抓等刺激使皮损激化,出现丘疹和丘疱疹以及渗出、结痂等急性损害,并迅速向外扩大。可因局部皮损刺激引起全身发疹,即自身敏感性皮炎。皮损有反复复发倾向。

(四)色素沉着

红细胞溢出血管,含铁血黄素沉着在皮肤间质中沉积、聚集而引起。故随着病情加重色素沉着,由小片淡红色的瘀斑点逐渐加重,形成大面积黑色色素沉着。

(五)静脉周围炎和皮炎

静脉瓣功能障碍和血液回流受阻,静脉瓣周围发生炎症所致,表现为局部皮肤红肿疼痛,皮温增高,可以出现渗出、结痂等,可表现为沿静脉分布的多发炎症性红斑块。但是无丹毒等感染性炎症的其他表现。

(六)皮肤硬化

长期慢性炎症促使皮肤纤维细胞增生和胶原合成增加,先发生在小腿下部、足踝部等处皮肤色素沉着、硬化,可伴有慢性皮炎改变和局部关节功能活动受限。长期炎症增生产生疣状增殖和皮肤肥厚改变。

(七)淤积性溃疡

由于静脉淤积、炎症、局部纤维结缔组织增生等造成局部组织营养障碍、坏死所致。是引起劳动力丧失和长期住院的常见疾病。溃疡好发部位与淤积性皮炎发生部位一致,多见于足踝上部和小腿中部之间区域。溃疡面单发或多发,可融合成大块状,长期不愈或愈后容易复发。经常因为继发感染引起炎症和疼痛,也可诱发接触性皮炎和自身敏感性皮炎。

三、辅助检查

(一)组织病理

表现并不具有特异性。但是在发生溃疡的创面及时活检有助于排除其他性质疾病,包括溃疡癌变、肿瘤或特殊感染引起的溃疡等。

(二)微生物检查

溃疡创面分泌物培养有助于确认继发感染的微生物性质,帮助选择敏感的抗生素。疣状增生的创面活检组织培养有助于鉴别特殊感染引起的疾病,如皮肤芽生菌病等。

四、诊断和鉴别诊断

慢性静脉机制不全是一系列表现,其主要特征为静脉回流障碍而引起多种表现,故在做出诊断时必须充分考虑患者的病史、发病年龄、职业性质以及临床表现。临床上经常将"淤积性皮炎"和"淤积性溃疡"作为单独诊断描述那些具有典型临床表现的患者。经常需要和以下疾病相鉴别。

（一）慢性湿疹

患部皮肤变厚浸润、粗糙、色素沉着，部分呈苔藓化。可有急性发病。无小腿浅静脉曲张与机制不全，全身任何部位均可发病。

（二）色素性紫癜性皮炎

色素性紫癜性皮炎好发于下肢尤以小腿多见，对称发生。皮疹为针尖到米粒大小出血点，密集成片。棕色到褐色色素沉着。一般无自觉症状。有时伴苔藓样斑片损害，或呈环形损害，有毛细血管扩张。

五、预防和治疗

需根据患者的不同情况采取相应的措施，预防病变的进一步加重。适当的预防措施甚至可以使疾病不发展，然而无论怎样也不可能使已经发生器质性损害的静脉结构逆转。因此各种治疗的目的在于减轻症状、防止溃疡的发生，如果已经发生溃疡则需要促进溃疡愈合，改善生活质量。

（一）一般治疗

无论患者是否已经发生淤积性皮炎或者形成溃疡，均需要采取措施预防病变加重。

（1）避免长期采取站立位或坐位，使小腿长期处于垂直于地面的不活动状态。仅有静脉曲张或已经发生淤积性水肿者应注意活动肢体，加强锻炼，促进静脉壁、静脉瓣膜特别是静脉周围组织的功能，由此促进静脉回流，从而减轻症状。

（2）患者应在白天使用弹力绷带，这种绷带应自下向上加压，促进静脉回流。事实上国外有一些专门的医疗保健用品生产部门设计并生产专门的弹力支托袜子供患者选择使用。其中比较简单的一种办法是，早晨起床后穿上长度超过膝盖的弹力袜，再在外面自下向上缠绕打一层弹力绷带（可以用军用弹力绷带代替），到夜晚睡觉前拆下来，每天坚持。

（3）发生淤积性水肿或溃疡的患者需要卧床休息，抬高患肢，减轻下肢静脉压，有利于炎症的吸收与溃疡愈合。

（4）全身用药治疗：给患者口服维生素 C、B 族维生素、维生素 E、维生素 P 等。合并感染者及时做溃疡面分泌物的细菌培养和药物敏感实验，选用相应的抗生素。有些患者口服硫酸锌对溃疡愈合有效。

（二）治疗淤积性皮炎

急性皮炎期间使用间歇性湿敷治疗，但是不可以封闭性湿敷，以免使组织浸渍加重。如果分泌物中无脓性成分可以使用生理盐水或 0.5% 醋酸铝溶液（Burow 液）加压湿敷。皮损合并感染时需要用 3% 硼酸溶液或 3% 复方乙醇碘溶液湿敷，湿敷间歇外用抗生素或含有抗生素与激素的乳剂促进皮炎消退。皮炎期间禁用油膏，以免浸渍加重。

治疗慢性淤积性皮炎的方法众多，然而有效者并不多。在此期间关键在于改善下肢血液循环，防止水肿发生与皮炎复发。比如使用乌纳氏糊靴，这种糊靴使用绷带内裹氧化锌、炉甘石、甘油以及明胶等，裹在下肢上可以促进下肢静脉回流和保护皮肤，特别适合需要站立工作人员使用。

此外还可以外用各种保护性乳膏、止痒药物等。患者应注意不可以搔抓，以免引起皮损面破溃而形成溃疡。

(三)对淤积性溃疡的治疗

(1)对于新发的溃疡采取保护、消炎和预防感染等措施，患者注意休息，特别注意避免刺激、避免搔抓等不利因素，可以使溃疡面逐渐愈合。

(2)治疗慢性复发性溃疡 患者除了注意卧床休息，提高患肢等常规治疗之外，需要采取一些特殊的措施。当溃疡面有渗出和水肿等急性炎症时可以外用 1∶5 000 高锰酸钾溶液或 20 倍稀释的 Burow 液冷湿敷，湿敷间歇外用含有抗生素的糊膏和海绵橡皮压敷，将海绵胶皮垫置于溃疡面上再加弹力绷带包扎，每天更换一次，有利于溃疡面渗出物的引流和促进溃疡愈合。

部分患者不能够耐受上述治疗可以在清洁湿敷治疗之后外敷含抗生素油膏的无菌敷料，外面再包扎弹力绷带。

如果溃疡已经陈旧，治疗起来就比较困难，特别是一些年老体弱的患者发生巨大溃疡对多种治疗均有抵抗。部分患者的慢性溃疡可以多年不愈，个别患者可能在慢性溃疡的基础上发生皮肤鳞癌。

对于少数患者在经过各种治疗之后如果仍然有小片溃疡长期不愈，可以考虑手术切除。

(四)中医中药治疗

根据下肢静脉淤积综合征在不同时期的征象，分别采取活血化瘀、清热利湿、活血通络等辨证施治。

第六节　过敏性紫癜

皮损好发于小腿,其特征为可触及的紫癜,可伴有不同程度的关节痛、腹痛和肾受累,组织学特征为白细胞破碎性血管炎。

一、病因

本病属于免疫复合物介导的疾病,皮损和非皮损区皮肤小血管可有免疫球蛋白 IgA 和补体 C3 沉积,肾小球组织也可有 IgA 和 C3 沉积,本病原因不完全清楚,感染(如细菌和病毒)、食物和药物过敏、昆虫叮咬和寒冷等均可为本病的诱发因素。

二、临床表现

本病可发生于任何年龄,以儿童及青少年多发,根据主要症状表现可以分为单纯型、关节型、肠胃型和肾型四类。

(一)单纯型紫癜

起病突然,多见于儿童,好发于双下肢尤其是双小腿伸侧,对称分布。双下肢及臀部亦可发生,3 岁以下的儿童可及躯干及颈部,损害仅限于皮肤,是临床上最轻的一种。初发皮损为针头至黄豆大小分散的瘀点或丘疹,很快变成可触及的紫癜,亦可出现斑疹、风团、水疱、血疱或溃疡。发生于头皮、手足及眼眶周围皮肤常伴有组织的水肿,皮疹往往分批出现,2～3 周后消退,但易复发,整个病程可迁延数月至数年。

(二)关节型紫癜

除皮肤出现紫癜的皮肤损害外,关节疼痛是显著的症状,固定性或游走性,表现为关节周围肿胀、疼痛,少数有关节积液,肿痛在皮疹发展时最为剧烈,严重时关节变形,影响功能,多数关节可受侵犯,以大关节为主,膝、踝关节最为常见,其次为肘、腕关节。发病前常有发热、咽痛、乏力等全身症状,损害多持续数周消失,易复发,也有持续 2～3 年或更长者。

(三)胃肠型紫癜

腹部症状是本型最突出的表现,最常见的是腹部隐痛或绞痛,伴有食欲下降、恶心、呕吐、腹泻、便秘、呕血、便血。严重者因肠壁出血致局部肠蠕动亢进或麻痹,而发生肠套叠或因局部出血、坏死引起肠穿孔。个别胃肠型可无皮疹发生,常易被误诊为肠套叠、阑尾炎。

该型皮疹表现与单纯型相同,儿童及老年人多见。可伴发关节症状及不规则发热,一般在数周后痊愈,但可复发。

(四)肾型紫癜

除了出现紫癜的典型皮损外,尚有明显、持续的肾脏病变,其发生率占 10%~50%。肾损害可在紫癜前后或与紫癜同时发生。镜下和肉眼血尿是最常见的症状,蛋白尿、管型尿亦可发生,严重者可导致肾功能不全。

肾脏病变的有无直接影响本病的预后。多数紫癜性肾病预后较好,但有 8%~10% 病例可发生进行性肾衰竭,这种倾向随年龄而增加。成人过敏性紫癜有肾损害者,起病 5~10 年后,半数病例完全康复,约有 14% 可发展为肾衰竭。

过敏性紫癜的皮疹范围与内脏器官症状的程度无平行关系。除肠穿孔、肾功能不全及脑出血外,一般预后良好。

三、诊断依据

根据反复发作的出血性皮疹或瘀斑,伴有胃肠道或关节症状,血小板计数正常,及血尿、蛋白尿及查到管型等改变,诊断不难,必要时结合皮肤病理检查:真皮毛细血管内皮细胞肿胀、闭塞,管壁及血管壁周围有中性粒细胞浸润和核破裂,有数量不等的红细胞外渗。

需要和血小板减少性紫癜、色素性紫癜和变应性皮肤血管炎鉴别。

诊治经验如下:①寻找并去除可能的致病因素,如病灶、寄生虫、药物、食物等。②避免吃鱼、虾、牛羊肉等,儿童胃肠型紫癜更应该注意这一点。③发现肾脏有损害时,要按肾小球肾炎处理原则治疗。④应警惕肠梗阻或消化道出血发生,尤其是儿童。

四、治疗

(一)单纯型紫癜

单纯型紫癜患者可内服降低毛细血管通透性药物,如抗组胺药:西替利嗪 10 mg,每天 1 次;维生素 C 10 mg,每天 3 次;芦丁 20 mg,每天 3 次。

如出现关节症状及发热,腹型紫癜及伴有软组织水肿的单纯型选择泼尼松 30~60 mg/d,儿童用量 1~2 mg/(kg·d),症状控制后渐减量。

(二)肾型过敏性紫癜

除采用皮质类固醇,可选用免疫抑制剂如环磷酰胺 800 mg,溶解于生理盐水 250 mL,每月冲击一次,总量 6~8 g。近来有人报道应用雷公藤多苷,每天

30～60 mg。

氨苯砜和沙利度胺部分病例有效,成人用量均为 100 mg/d。

第七节　血管性水肿

血管性水肿是一种发生于皮下组织较疏松部位和黏膜的局限性水肿,可分为获得性和遗传性两种类型。

一、病因与发病机制

本病常发生于在牧草开花季节,提示变应原可能是花粉。花粉等其他外源性变应原以及内源性变应原都可致本病,其基本病理过程是致敏机体再次与变应原接触时,变应原与肥大细胞表面的 IgE 抗体相结合,激活细胞内的一系列酶反应,肥大细胞脱颗粒,释放出组织胺等生物活性物质,使毛细血管扩张,血浆向皮下和黏膜下组织渗漏,引起水肿。然而,这种 I 型超敏反应所造成的免疫性病理损伤为什么不引起皮肤和黏膜的炎症,而是皮下和黏膜下水肿,迄今还不清楚。遗传性血管性水肿是一种常染色体显性遗传病。

二、临床表现

血管性水肿为突然急速发病。病变好发部位为头面部疏松结缔组织处,如唇、舌、颊、眼睑、耳垂、咽喉等,上唇较下唇好发,下眼睑较上眼睑好发,外阴部、胃肠道黏膜也能被侵犯,有时也发生于手、足部的背、侧面。开始患处有瘙痒、灼热痛,随之即发生肿胀。当肿胀迅速发展时,患者常自觉感到患处渐肿起,而有发紧膨胀感。肿胀区界限不明显,按之较韧而有弹性。水肿可在十几分钟内形成。肿胀部位可呈淡红色或无色泽改变。唇部发病者可见唇肥厚,翘突。如肿胀发生在舌或软腭,可引起口腔功能障碍。如肿胀发生在会厌处则影响呼吸而可窒息,如不立即施行气管切开,可致死亡。少数患者有头昏及轻度发热等前驱症状,肿胀可在数小时或 1～2 天内消退,不留痕迹,但能复发。

三、辅助检查

血管性水肿病理变化为深层结缔组织内可见毛细血管扩张充血,有少量炎症细胞浸润。

四、诊断

发病突然而急速,病变为局限性水肿,但界限不清,按之韧而有弹性,好发部位为唇及眼睑等。病变在十几分钟或数十分钟内发生,常在数小时或 1~2 天内消失,而不留痕迹。常有复发史。

五、鉴别诊断

(一)颌面部蜂窝织炎

颌面部蜂窝织炎多为牙源性细菌感染所致,可找出病源牙。肿胀发生缓慢,病区红肿有触痛,肿胀不经治疗不会自行消退。如病变发展可形成脓液。有指压性水肿,最后破溃排出脓液。有全身症状,发热可达38 ℃以上。用抗生素治疗有效。根据上述特点可与血管神经性水肿鉴别。

(二)丹毒

病因为细菌感染,是溶血性链球菌引起的急性炎症。病菌的毒素引起身体中毒形成局部红肿。发病前患者有全身不适、高热、寒战,体温可达 39 ℃以上。肿胀表面紧张发亮,呈鲜红色。有时病损处可出现水疱。肿胀界限较明显,肿胀不会自行消退。相应部位淋巴结肿大,压痛。用抗生素治疗有效。根据以上特点,与血管神经性水肿不难鉴别。

六、治疗

首先要尽量寻找变应原,并加以隔离。可于皮下注射 0.1% 肾上腺素 0.25~0.5 mL。因肾上腺素可以使黏膜和皮肤的血管收缩,并可阻止生物活性物质的释放以减少渗出从而可抑制水肿。但要注意对有心血管系统疾病的患者慎用。

对伴有喉头水肿,呼吸困难的病例应密切观察病情的发展。如发生窒息应立即施行气管切开术以抢救生命。

对有感染疾病的患者,要控制感染,除去病灶。

七、卫生宣教

避免再次接触已知为变应原的食物、药物以及其同类结构的药物。用变应原抗原(已确定的过敏性物质)浸出液做脱敏治疗,经小量多次接触,以提高机体对变应原的耐受能力。

八、预后

本病预后一般良好,在数小时或 1~2 天后逐渐消肿。若致敏因素持续存在或多次出现,本病可反复发作。若水肿发生在舌软腭处可引起口腔功能障碍。少数遗传性血管神经性水肿患者可出现咽喉水肿,导致呼吸困难,若未及时抢救易窒息而亡。

第八节 荨 麻 疹

荨麻疹是由多种因素引起皮肤黏膜小血管扩张、通透性增高而出现的局限性水肿反应。其表现为风团、瘙痒。中医称"隐疹",俗称"风疹块"。

一、病因及发病机制

发病机制较为复杂,引起荨麻疹的原因甚多。急性荨麻疹多数可找到原因,慢性荨麻疹的原因很难确定,常见原因如下。

(一)药物

许多药物均可以引起荨麻疹,主要药物有青霉素、链霉素、血清制品、生物制品、呋喃唑酮、水杨酸类药物等。药物引起的荨麻疹大多属Ⅰ型变态反应,主要抗体为IgE。临床上多表现为急性荨麻疹,伴有发热等全身症状。

(二)感染

感染也是引起荨麻疹的常见原因,感染的种类包括细菌感染、真菌感染、病毒感染、寄生虫感染等。临床上易并发荨麻疹的感染性疾病有疖、脓疱疮、急性血吸虫病、急性钩虫感染等。一般急性荨麻疹常合并急性化脓性感染;慢性荨麻疹常伴有胆囊炎、鼻窦炎、病毒性肝炎等慢性或隐性感染病灶。近年研究表明胃肠道幽门螺杆菌感染与慢性荨麻疹之间存在一定关系。

(三)食物

因食物过敏引起荨麻疹是临床常见的原因,所谓"蛋白胨性荨麻疹",大多由食物,特别是动物性食品如鱼、虾、螃蟹、蚌类、肉类食品中所含的蛋白胨或其他蛋白质成分被吸收,而引起的变态反应。但部分敏感性体质的患者可能对多种食物过敏如桃子、芒果等。食品添加剂中的色素、香料及防腐剂也是常见的过敏物质。

(四)环境因素

许多物理性环境因素可引起本病或激发本病。如寒冷、冷风、冷水可引起寒冷性荨麻疹；过热后可以引起热荨麻疹；运动后诱发胆碱性荨麻疹，日光照射后可引起日光性荨麻疹；机械性刺激可引起皮肤划痕症、压力性荨麻疹、接触性荨麻疹等。

（五）作为系统性疾病的一种表现

某些系统性疾病尤其是自身免疫性疾病可以伴发荨麻疹。有人指出甲状腺自身免疫性疾病患者伴荨麻疹的机会较多，有人观察 140 例慢性荨麻疹患者，约 12％伴有甲状腺自身免疫疾病，其中 88％为女性，而这些患者大多无相关的临床症状，甲状腺功能也可正常，仅通过测定甲状腺微粒体抗体才能发现。

（六）遗传因素

某些类型的荨麻疹如家族性冷性荨麻疹、遗传性家族性荨麻疹综合征等，均与遗传有密切关系。

（七）自身抗体

部分慢性荨麻疹的发生与血清中存在抗 IgE 受体 FcεRIα，链的自身抗体 IgG 有关。有人观察 107 例慢性荨麻疹患者发现其中 31％的患者存在功能性抗 IgE 受体的自身抗体。其可能的发病机制是抗 IgE 受体 FcεRI α 链的自身抗体 IgG 与肥大细胞及嗜碱性粒细胞表面的高亲和力 IgE 受体 FcεRI 的 α 链结合而发生持续的炎性刺激，继而活化补体，产生补体活化产物 Csa，导致肥大细胞脱颗粒而释放组胺。

二、临床表现

基本损害为皮肤出现风团，发作常很突然，发展较快。短时间内皮肤出现多处风团，逐渐扩大，并可互相融合成巨片状皮疹。境界一般清楚，皮疹稍高起，呈正常肤色或淡红色或鲜红色或苍白色。毛孔扩大、下凹，皮肤增厚，自觉有程度不等的瘙痒，大多瘙痒剧烈。皮疹可以自然消退，风团持续时间短者几分钟，长则数小时，极少有超过 24 小时不退者。但容易复发，一批消退之后，另一批又起。患者可伴有血管性水肿，水肿部位境界不清楚。某些结缔组织疏松的部位，如眼睑、颈部、下颌、手背、足背、口唇，水肿更为明显。临床上常见的有下列几种类型。

（一）急性荨麻疹

本病发病急，发作突然，皮疹数量较多，面积比较广泛，风团常为大片状。病程不超过 6 周，易反复发作。严重时可伴有全身症状，如头痛、发热、全身无力、疲劳等，合并血管性水肿的机会较多。如果伴有消化道黏膜病变，可致腹痛、腹泻、便秘、恶心、呕吐,严重者可引起腹绞痛。伴有呼吸道黏膜病变者可致胸闷、窘迫感、呼吸困难,甚至青紫。

(二)慢性荨麻疹

风团反复发作,病程超过6周,有的病程可达数月,甚至数年。发作一般较轻,皮疹数量少,有时仅少数风团,呈一过性而不引起患者的症状,常在晚上发作。伴皮肤划痕症的机会比较多,伴腹部症状和呼吸道症状的机会相对较少。

(三)物理性荨麻疹

物理性荨麻疹包括了由各种物理因素引起的荨麻疹,根据各自不同的特点,又可进一步分为下列类型。

1.皮肤划痕症

皮肤划痕症很常见,据估计,发病率约为人群的5%,摩擦、划刺或击打皮肤,均可引起风团发作。起病突然,青年人较多见,反复发作,病程可长达数月甚至数年。病因大多不明,病毒感染、药物和环境因素均可导致发病。发作程度不等,有的轻,有的重,伴瘙痒。发疹一般仅限于刺激、搔抓或摩擦的部位。

2.迟发性皮肤划痕症

临床表现与皮肤划痕症相似,但在刺激后1~6小时才出现风团,且风团可持续24~48小时。

3.压力性荨麻疹

皮肤经受压力刺激后4~6小时发生深在性水肿,持续8~72小时,伴痒感、烧灼或疼痛是本型的特点。多发生于青年人,慢性经过,平均病期可长达9年。并有全身症状如全身不适、疲劳、发热、发冷、头痛、全身关节痛等,可与慢性荨麻疹、血管性水肿同时存在。好发部位为手、足、颈、躯干、臀部和面部。

4.胆碱能性荨麻疹

皮疹特点为风团样小丘疹,大小为2~4 mm,周围绕以轻度到明显的红斑。好发年龄为10~30岁,大多在运动时或运动后不久发生,伴有痒感、刺感、灼感、热感或皮肤刺激感,遇热或情绪紧张后亦可诱发此病,皮疹持续数分钟到数小时,一般持续0.5小时左右。有时风团可以互相融合成大片皮疹,全身症状轻或不明显,偶尔可引起血管性水肿、低血压、眩晕和消化道症状。此型可用实验诊断方法证实,即皮内注射100 U生理盐水稀释的醋甲胆碱,约有1/3的患者可诱发风团。

5.寒冷性荨麻疹

寒冷性荨麻疹可分为家族性和获得性两种。前者较为罕见,为常染色体显性遗传;后者较为常见,多见于 18～25 岁青年。本型荨麻疹常与皮肤划痕症伴存。患者常在气温骤降时或接触冷水之后发生,皮疹广泛或伴有血管性水肿者,可能引起严重的全身症状。本病原因不明,有些患者在感染、服药或情绪紧张后引起发作。用寒冷进行激发后,可在血清中检测出肥大细胞释放的介质如组胺、酸性和中性趋化因子、血小板激活因子、前列腺素 D_2 等,但无补体被激活的证据。

6.日光性荨麻疹

暴露在日光下可引起本病发作,经 1 小时左右可以消退。本病应与多形性日光疹区别,后者很少有风团样皮疹,且一般发生于暴露在日光下数小时之后,病程较长,皮疹持续数天才退。

7.接触性荨麻疹

其特点是皮肤接触某些物质后 0.5～1.0 小时内引起风团和红斑,发作可为局限性荨麻疹、系统性荨麻疹、荨麻疹伴有哮喘,或荨麻疹伴有其他变态反应。有人将接触性荨麻疹的病因分为免疫性机制和非免疫性机制 2 类。非免疫性是由于原发性刺激物直接作用肥大细胞释放组胺等物质而引起,几乎所有接触者均发病,不需物质致敏。而免疫性属 Ⅰ 型变态反应,可检出特异性 IgE 抗体。

(四)荨麻疹性血管炎

其临床经过为慢性荨麻疹,在病理上表现为血管炎,可能是由于免疫复合物沉积在血管壁的结果。许多患者可伴有程度不同的全身症状和体征,严重者可伴有血管性水肿、紫癜和多形性红斑样皮疹,全身症状包括关节痛、发热、腹痛、虹膜炎、肾病以及肺部病变等。临床表现为慢性荨麻疹,皮疹一般在 24 小时内可消退,但易彼伏此起。荨麻疹和荨麻疹血管炎可伴存,有血管炎改变的荨麻疹可持续 1～3 天,并残留紫癜、脱屑和色素沉着等改变。自觉烧灼感或疼痛,一般不痒。皮肤活检为坏死性血管炎改变,小血管壁可见白细胞碎裂及纤维素样物质沉积。实验室检查:血沉增快,严重患者可伴有低补体血症,包括 CH50、C14、C4 和 C2 减少,直接免疫荧光检查在血管壁上可见免疫球蛋白和补体的沉积。

(五)自身免疫性荨麻疹

临床表现为慢性荨麻疹,但可能临床症状更为明显。组织病理与一般慢性荨麻疹无明显区别,但患者血清中常存在抗 IgE 受体 FcεRIα 链的自身抗体 IgG,自体血清皮肤试验(在患者真皮下注射自身血清时立即发生风团或红晕样反应,类似与自然发生的荨麻疹)阳性。患者常具有自身免疫性疾病基础,如寻常型天疱疮、皮肌炎、系统性红斑狼疮等。

三、诊断及鉴别诊断

本病根据临床上出现风团样皮疹,即可确诊。诊断一般不困难,但引起荨麻疹的原因比较复杂,确定引起荨麻疹的原因常很困难,因此,必须通过详细采取病史,详细体格检查,以及有关的实验室检查确诊。

(一)病史

应注意发疹与药物、食物、日光、寒冷及外界环境因素的关系,了解在什么情况发作,哪些因素可使症状加重,发作的规律,临床经过,治疗效果等。

(二)体格检查

要注意身体内有无感染病灶,包括寄生虫感染、真菌感染、细菌感染等,以及感染病灶与本病有无联系,治疗这些感染病灶后,症状是否相应缓解。

(三)实验室检查

血常规、血沉、血清补体、大便找寄生虫卵,寒冷性荨麻疹最好测血冷球蛋白、冷纤维蛋白原、冷溶血素等。

四、治疗

由于荨麻疹的原因各异,治疗效果也不一样,有的容易治愈,有的很难治疗。治疗具体措施如下。

(一)去除病因

对每位患者都应力求找到引起发作的原因,并加以避免。如果是感染引起者,应积极治疗感染病灶。药物引起者应停用过敏药物;食物过敏引起者,找出过敏食物后,不要再吃这种食物。

(二)避免诱发因素

如寒冷性荨麻疹应注意保暖,乙酰胆碱性荨麻疹减少运动、出汗及情绪波动,接触性荨麻疹减少接触的机会等。

(三)抗组胺类药物

抗组胺类药物是治疗各型荨麻疹最常用的药物。大多数患者经抗组胺药物治疗后即可获得满意的疗效,少数患者较为顽固。对顽固难治性荨麻疹可以增大剂量或联合用药。

1.H_1 受体阻滞药

H_1 受体阻滞药具有较强的抗组胺和抗其他炎症介质的作用,治疗各型荨麻疹都有较好的效果。常用的 H_1 受体阻滞药有苯海拉明、赛庚啶、氯苯那敏等,阿伐斯汀、西替利嗪、咪唑斯汀、氯雷他定、依巴斯汀(10 mg/d)、氮卓斯汀

（4 mg/d）、地氯雷他定（5 mg/d）等；单独治疗无效时，可以选择两种不同类型的 H_1 受体阻滞药合用或与 H_1 受体阻滞药联合应用，常用的 H_2 受体阻滞药有西咪替丁、雷尼替丁、法莫替丁等。有人报道，H_1 和 H_2 受体阻滞药联合应用有协同作用，能增加 H_1 拮抗剂的作用。H_2 受体阻滞药单独使用时效果不佳。如果采用两种以上的抗组胺药都是 H_1 受体阻滞药，则应选用两者在结构上不同的药物，或一种作用强的抗组胺药物与一种作用较弱的抗组胺药物联合使用，或一种有思睡、镇静作用的抗组胺药物与一种没有思睡作用的抗组胺药如咪唑司丁、西替利嗪等联合应用。羟嗪具有较强的抗组胺、抗胆碱和镇静作用，止痒效果也很好。用于急、慢性荨麻疹和寒冷性荨麻疹均有效。剂量因人而异。且个体差别颇大，成人始量为每次 25 mg，每天 3 或 4 次，并可逐步调整到每次：50～100 mg，每天 3 或 4 次。若单独使用无效时，可考虑与其他药物合并使用。

2.多塞平

多塞平是一种三环类抗忧郁剂，主要用于治疗忧郁和焦虑性神经官能症，本药也具有很强的抗 H_1 和 H_2 受体作用。有文献报道作为 H_1 拮抗剂，多塞平比苯海拉明的作用强 700 倍以上，比羟嗪强 50 倍。作为 H_2 拮抗剂比西咪替丁强6 倍，剂量为每次 25 mg，每天 3 次。对慢性荨麻疹效果尤佳，且不良反应较小。对传统使用的抗组胺药物无效的荨麻疹患者，多塞平是较好的选用药物。

（四）抑制肥大细胞脱颗粒作用，减少组胺释放的药物

1.硫酸间羟异丁肾上腺素

硫酸间羟异丁肾上腺素为 β_2-肾上腺受体促进剂，在体内能增加 cAMP 的浓度，从而抑制肥大细胞脱颗粒。剂量为每次 2.5～5 mg，每天 3 次，亦可皮下注射，成人每次 0.25～0.5 mg。

2.酮替酚

每次最大剂量为 1 mg，每天 3 次。通过增加体内 cAMP 的浓度，抑制肥大细胞脱颗粒，阻止炎症介质（如组胺、慢反应物质等）的释放。其抑制作用较色甘酸钠强而快，并可口服。

3.色甘酸钠

色甘酸钠能阻断抗原-抗体的结合，抑制炎症介质的释放。成人每次 20 mg，每天 3 次吸入。若与糖皮质激素联合作用，可减少后者的用量，并增强疗效。

4.曲尼司特

每次 100 mg，每天 3 次。通过稳定肥大细胞膜而减少组胺的释放。

(五)糖皮质激素

糖皮质激素具有较强的抗炎、抗过敏作用。能稳定肥大细胞膜和溶酶体膜，抑制炎症介质和溶酶体酶的释放；能收缩血管，减少渗出。对荨麻疹的疗效很好，特别适用于急性荨麻疹、血清病性荨麻疹、压力性荨麻疹。某些严重类型伴有明显全身症状的荨麻疹，如高热、皮疹广泛、腹绞痛、低血容量和低血压、心脏损害、中枢神经症状、喉部及呼吸道阻塞症状等，更应使用糖皮质激素。由于糖皮质激素有一定的不良反应，停药后易反跳，因此，轻型患者用一般抗组胺药物能控制者，不一定都使用此类药物。常用药物和剂量如下：①泼尼松 40～80 mg/d，分 3 或 4 次口服。②曲安西龙：每天 12～16 mg，口服。③地塞米松 6～9 mg/d，分 3 或 4 次口服。④得宝松 1 mL，肌内注射，每月 1 次，病情控制后改为口服制剂。紧急情况下，采用氢化可的松 200～400 mg、地塞米松 5～20 mg 或甲泼尼龙 40～120 mg 静脉滴注。

(六)免疫抑制剂

当慢性荨麻疹患者具有自身免疫基础，病情反复，上述治疗不能取得满意疗效时，可应用免疫抑制剂，环孢素具有较好的疗效，硫唑嘌呤、环磷酰胺、甲氨蝶呤及免疫球蛋白等均可试用，雷公藤也具有一定疗效。

(七)非特异性抗过敏疗法及其他疗法

10%葡萄糖酸钙注射液 10 mL，每天 1 次，静脉注射；普鲁卡因静脉滴注，每次用量 0.25～0.5 g 加入 5%葡萄糖注射液 500 mL 中；10%硫代硫酸钠 10 mL，每天 1 次，静脉注射，自血疗法或组织疗法；组胺球蛋白肌内注射或穴位注射；抗血纤溶芳酸每次 0.25～0.5 g，每天 3 次，口服或每次 0.25～0.5 g，用 5%葡萄糖液稀释后，静脉滴注；6-氨基己酸，每次 2 g，口服或每次 4～6 g 加 5%葡萄糖液中静脉滴注；利血平 0.25 mg/d，每天 3 次，口服，氨茶碱 0.1～0.2 g，每天 3 次，口服；转移因子 1 U 上臂内侧皮下注射，每周 2 次，共 6～10 次，对慢性荨麻疹有一定疗效。卡介菌多糖核酸 1 mg，肌内注射，隔天 1 次。上述药物单独使用效果一般不理想，通常与抗组胺类药物联合使用，以增强效果，减少复发机会。

(八)某些特殊情况的处理

如荨麻疹因感染引起者，应根据感染的情况，选用适当的抗感染药物进行治疗。

1.对寒冷性荨麻疹

抗组胺药物中以赛庚啶、多塞平、酮替芬、羟嗪、咪唑司丁疗效较好；可联合应用维生素 E 100～200 mg，每天 3 次；桂利嗪 25 mg，每天 3 次及 H_2 受体阻滞

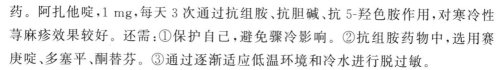

药。阿扎他啶,1 mg,每天 3 次通过抗组胺、抗胆碱、抗 5-羟色胺作用,对寒冷性荨麻疹效果较好。还需:①保护自己,避免骤冷影响。②抗组胺药物中,选用赛庚啶、多塞平、酮替芬。③通过逐渐适应低温环境和冷水进行脱过敏。

2.对日光性荨麻疹

除采用抗组胺药物羟嗪、氯苯那敏外,还可:①服用氯喹 125～250 mg/d、羟氯喹 100～200 mg/d,沙利度胺 25～50 mg/d。②试服高氯环秦 30 mg/d。③反复照射日光或人工光,从小剂量开始,逐渐增加照射剂量,通过此法进行脱过敏。④涂用遮光剂。⑤避免服光敏药物与食物。

3.对胆碱能性荨麻疹

(1)首选具有抗胆碱能作用的 H_1 受体阻滞药如美喹他嗪 5 mg,每天 2 次或 10 mg,睡前服用;也可应用山莨菪碱 10 mg,每天 2 或 3 次。

(2)还原型谷胱甘肽具有一定疗效,其机制可能是通过激活胆碱酯酶水解乙酰胆碱。

(3)要适当限制强烈的运动。

(4)通过逐渐增加水温和运动量,有可能增加耐受而达到脱敏目的。

(5)有人报道使用特非拉丁和甲磺酸波尔啶(抗胆碱药物)联合应用效果很好。

(九)外用药物

下列药物有收敛止痒作用:①复方炉甘石洗剂外涂皮疹处。②柳酚酊外涂皮疹处。③三黄洗剂外涂皮疹处。④地肤子、白芷、防风、川椒、透骨草各 15 g 煎水后外洗。

第九节 药 疹

一、病因

药疹是指药物通过口服、注射、吸入等各种途径进入人体,在皮肤和黏膜上引起的炎症反应,重者可累及内脏器官和组织。由药物引起的非治疗反应统称为药物反应,药疹仅是其中的一种表现形式。引起药疹的药物种类很多。

临床上常见的药物如下。①抗生素类,以青霉素、头孢菌素类、磺胺类为多,其次是氨苄西林、喹诺酮类等。②解热镇痛药:阿尼利定、安乃近、感冒胶囊等。③催眠、镇静与抗癫痫药,如苯巴比妥、苯妥英钠、卡马西平等。④异种血清制品及疫苗,如破伤风抗毒素、狂犬疫苗等。⑤抗痛风药物:如别嘌呤醇、秋水仙碱等。⑥心血管用药:某些降压药和扩血管药如硝苯地平、依那普利、美托洛尔等。⑦某些中药:近年来中药引起的药疹也较多,如鱼腥草、穿琥宁、砷制剂等。

二、发病机制

药疹的发病机制非常复杂,可分为变态反应和非变态反应两大类。

(一)药物变态反应发病机制

药物的种类可由复杂的蛋白制品到简单的低相对分子质量化学品。多数属于后者。低相对分子质量的药物属于半抗原,必须首先与某些大分子物质如蛋白质等作为载体相结合,形成半抗原-载体结合物才能引起机体对该种药物的特异免疫反应。具有免疫原性的结合物,通常是通过共价键的结合,多是不可逆的,在体内代谢过程中不易被裂解,故易发生抗原作用。某些药物变态反应只局限于一定的组织,可能是该组织的某种特殊成分起了载体作用。

药物本身固然可以与蛋白载体结合成完全抗原,但也有的药物是其降解产物或其在体内的代谢产物与蛋白载体结合成为全抗原。

与药疹发生有关的变态反应包括如下。①I型变态反应:如荨麻疹、血管性水肿及过敏性休克;②Ⅱ型变态反应:如溶血性贫血、血小板减少性紫癜等;③Ⅲ型变态反应:如血清病、血清病样综合征;④Ⅳ型变态反应:麻疹样药疹、剥脱性皮炎等。药疹的免疫性反应相当复杂,有些药物所致药疹可以以Ⅰ型变态反应为主,也可以是Ⅱ型变态反应或两种变态反应同时参与。

1.药物变态反应的影响因素

(1)治疗剂量、疗程和疗程次数的关系:摄取药物的机会越多,产生药物变态反应的频度也越多。间歇重复应用比长期无间隙的应用敏感较多,一旦致敏,小剂量药物重复摄入亦可发生。

(2)药物的性质:从化学结构上看,具有苯核和嘧啶核的药物抗原性高。有些药物的赋形剂和溶媒(如油、羟甲纤维素)以及乳化剂可以起一种佐剂作用,即可使抗原易于潴留或引起局部炎症而较易引起过敏。药物的剂型亦可影响药物过敏的发生,如胰岛素的非结晶型比很快吸收的剂型较易于发生变态反应。

(3)遗传因素:在药物变态反应发生上有一定的意义。青霉素过敏性休克的发病率,有过敏性家族史者高于无家族史者2~3倍。

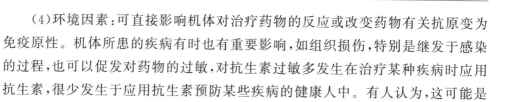

（4）环境因素：可直接影响机体对治疗药物的反应或改变药物有关抗原变为免疫原性。机体所患的疾病有时也有重要影响，如组织损伤，特别是继发于感染的过程，也可以促发对药物的过敏，对抗生素过敏多发生在治疗某种疾病时应用抗生素，很少发生于应用抗生素预防某些疾病的健康人中。有人认为，这可能是由于有了可利用的新载体，或由于溶酶体酶改变了代谢途径，也可能由于细菌产物刺激了免疫系统之故。

2.药物的交叉敏感与多元敏感

交叉敏感是指一种化合物引起的变态反应，以后由另一种或多种与初次变应原在化学结构上相似的化合物，或由于代谢中转换的产物在免疫化学上与初次变应原结构相似或一致而引起同样的变态反应。有些患者不仅对一种药物过敏，而且对多种药物过敏，这些药物在化学结构上可无相似之处，此称多元敏感。

3.药物的光敏反应

有些药物仅在同时有紫外线的照射下才能敏感和引起皮疹。光线引起的光敏反应有两种，一种为光毒性反应，另一种为光变态反应。光敏性药物分为5组：①磺胺及其衍化物。②吩噻嗪类。③四环素族。④补骨酯素类。⑤其他，包括灰黄霉素、抗组胺制剂等。

（二）非变态反应发病机制

1.免疫效应途径的非免疫性活化

如药物可以直接作用于肥大细胞释放介质，而表现为荨麻疹、血管性水肿；或直接活化补体，如放射造影剂发生的荨麻疹反应。亦可由于药物改变花生四烯酸的代谢途径，即抑制了环氧化酶，使花生四烯酸产生前列腺素减少，这是阿司匹林及其他非激素抗炎药发生过敏样反应的原因。

2.药物的积聚或过量

例如，长期服用米帕林，由于吞噬细胞内吞噬药量增加，皮肤呈浅黄色；长期应用铋剂加上口腔卫生习惯不良者，齿龈出现蓝灰色"铋线"；长期大量服用氯丙嗪者，在皮肤暴露部位由于药物或其代谢产物在日光参与下黏附于黑素而使皮肤出现带蓝棕色色素；砷剂皮炎则可能是丙酮酸氧化酶系统的抑制作用所致。

3.药物不良反应及菌群失调

如细胞毒药物引起脱发，应用广谱抗生素后发生的肛周或口腔假丝酵母感染。

4.药物的相互作用

药物的相互作用即药物竞争相同的血浆蛋白结合部位，抑制或刺激其降解所需的重要酶类,或影响另一药物的排泄。

5.药物使已存在的皮肤病激发

例如,β受体阻滞剂可引起银屑病样皮炎,应用西咪替丁而使皮肤型红斑狼疮激发,血管扩张剂可使酒渣鼻增剧。另外,在感染性疾病中应用特效药后,使原皮损加剧或出现新的损害,如用青霉素驱梅,常使二期梅毒疹加剧,这种皮疹可能是由于对大量死亡的梅毒螺旋体释放物的变态反应。

三、临床表现

药疹的临床表现多种多样,常见的有下列类型。

(一)固定型药疹

固定型药疹是最常见的一型。常由磺胺类、解热止痛类、巴比妥类等药物引起。损害可发生于任何部位,以口周、龟头及肛门等皮肤黏膜交界处多见,指趾间、手足背部、躯干等处也可发生。皮疹特点为局限性圆形或类圆形水肿性红斑,直径 1～4 cm 大小,鲜红色或紫红色,炎症剧烈者中央可形成水疱或大疱,边界清楚,损害大小不等,为一个或多个。停药一周以上红斑消退,局部遗留棕褐色或灰褐色色素沉着斑,可持续数月。当再次使用同类药物时,常于数分钟或数小时后,在原发疹处出现类似皮疹,并向周围扩大。随着复发次数的增加,皮疹数目可增多。发生于皱襞、黏膜处的皮损易糜烂,疼痛明显。一般无全身症状,少数泛发者有发热、头痛及全身不适。一般经 7～10 天皮损可消退,较重者可迁延数十日。

(二)荨麻疹及血管性水肿型药疹

荨麻疹及血管性水肿型药疹较常见。多由青霉素、头孢类、血清制品、呋喃唑酮等引起。皮损似急性荨麻疹,即水肿性红斑、大小不等的风团,可伴有荨麻疹的其他症状,但皮疹较一般荨麻疹色泽红,持续时间长,自觉瘙痒,可同时伴有血清病样症状,如发热、关节痛、淋巴结肿大、血管性水肿甚至蛋白尿等,若变应原不能去除,可表现为慢性荨麻疹,持续数月以至数年。

(三)麻疹样或猩红热样药疹

麻疹样或猩红热样药疹又称发疹型药疹。多由解热止痛药、巴比妥类及青霉素、降压药和扩血管药、抗痛风药物等引起。发病常较突然,常由面颈部开始出现针头至米粒大红色丘疹,迅速向躯干及四肢蔓延,散在或密集对称分布,皮疹类似麻疹。进一步发展皮疹可互相融合形成弥漫性红斑和肿胀、类似猩红热的皮疹。有时可伴有发热、头痛、乏力、白细胞数增多等全身症状,但无麻疹或猩红热的其他特征。停药后1～2周病情好转，皮疹颜色变浅或消退，偶有糠秕状脱屑。

(四)多形性红斑型药疹

多形性红斑型药疹常由磺胺类、巴比妥类、卡马西平及解热止痛类药物引起。皮疹似多形性红斑，为豌豆至蚕豆大小的圆形或椭圆形水肿性红斑或丘疹，中心为暗紫红色斑或水疱。皮疹多发，对称分布，以四肢伸侧、躯干、口腔与口唇为主，自觉瘙痒或疼痛。病情重时累及口腔、眼部、肛门、外生殖器、呼吸道、消化道黏膜，称重症多形性红斑型药疹，皮损呈现大疱、糜烂，全身症状严重，有畏寒、高热，伴肝肾功能损伤，此型药疹病情危重，死亡率高。

(五)剥脱性皮炎型药疹

剥脱性皮炎型药疹是严重的一型药疹。常由磺胺类、巴比妥类、卡马西平等引起。起病急，常伴高热、寒战。皮损初为麻疹样或猩红热样红斑，逐渐加剧融合成片，呈弥漫性水肿性红斑，以面部及手足为重，颈部、腋窝、股部等皱襞处出现糜烂、渗液与结痂，口唇和口腔黏膜潮红肿胀，有水疱和糜烂，眼结膜充血、水肿，分泌物增加，重者出现角膜溃疡。2周左右，出现全身皮肤脱屑，呈片状，手足部脱屑如同手套和袜套样，毛发和指甲均可脱落，脱屑约持续一个月，逐渐减少，从大片状渐变为细碎糠秕状。严重者可伴有全身淋巴结肿大，并伴发肝肾功能损害，表现为转氨酶增高、低蛋白血症、血尿、蛋白尿。

(六)大疱性表皮松解型药疹

大疱性表皮松解型药疹又称中毒性表皮坏死松解症，是最严重的一型药疹。常由磺胺类、解热止痛类、巴比妥类及卡马西平等引起。发病急，全身中毒症状重。常有寒战、高热，体温 40 ℃左右。皮疹于1～4天遍布全身，皮疹初为鲜红色或暗紫红色斑片，很快扩大融合，其上出现松弛性大疱，并出现广泛性、对称性的表皮坏死松解，状似浅Ⅱ度烫伤。尼氏征阳性。表皮极易擦破，露出红色糜烂面，自觉疼痛及触痛。眼、鼻、口腔黏膜均可剥脱，可造成睑、球结膜的粘连、角膜损害以至角膜穿孔。呼吸道和胃肠道黏膜也可糜烂、脱落、溃疡，而出现呼吸道和消化道症状。如无并发症，患者可于 3～4 周内痊愈。严重者常出现继发感染、肝肾功能损伤、电解质紊乱、内脏出血、血尿、蛋白尿甚至氮质血症等，死亡率极高。

四、实验室检查

血常规检查见白细胞数增多，常伴有嗜酸性粒细胞增多；若多脏器损害可见血清转氨酶增高；血尿、蛋白尿；血尿素氮、肌酐增高等。

五、诊断要点

(1)各型药疹的共同诊断要点:①明确的服药史。②服药后到发疹有一定的潜伏期。初次用药一般约需 4～20 天后才出现临床表现,已致敏者如再次用药,则数分钟至 24 小时之内即可发生。③皮疹突然发生,发展快。皮疹可呈多种类型,但对于某一患者而言常以一种为主。④严重者可伴不同程度的内脏损害、发热、关节痛、淋巴结肿大等全身症状。⑤停止使用致敏药物后皮疹可逐渐消退,糖皮质激素治疗常有效。

(2)药疹的临床表现复杂,不同药物可引起同种类型药疹,而同一种药物对不同患者或同一患者在不同时期也可出现不同的临床类型。临床中几种常见药疹类型的诊断要点如下。①固定型药疹:好发于口唇、口周、龟头等皮肤-黏膜交界处,为圆形或类圆形、水肿性暗紫红色斑疹,常为单发,偶可多发。②荨麻疹型药疹:皮损与急性荨麻疹相似,但持续时间长。可伴有血清病样症状。③发疹型药疹:是药疹中最常见的一型。散在或密集、红色、针头大小的斑疹或丘疹,皮疹似麻疹或猩红热。发病多突然,可伴发热等全身症状。④多形红斑型药疹:皮损与多形红斑相似,为豌豆至蚕豆大小、圆形或椭圆形水肿性红斑,中心呈紫红色,常出现水疱。累及口腔及外生殖器黏膜时可疼痛。⑤大疱性表皮松解型药疹:起病急骤,全身中毒症状较重。皮损初为鲜红色或紫红色斑片,迅速波及全身,出现水疱或大疱,尼氏征阳性,易形成糜烂。口腔、眼、呼吸道黏膜也可累及。⑥剥脱性皮炎型药疹:全身弥漫性潮红肿胀,而后大量鳞片状或落叶状脱屑。

(3)临床上将病情严重、死亡率较高的重症多形红斑型药疹、大疱性表皮松解型药疹及剥脱性皮炎型药疹称为重型药疹。此外药物还可以引起其他形态药疹如光敏皮炎型药疹、湿疹型药疹、紫癜型药疹、痤疮型药疹等称为轻型药疹。

六、鉴别诊断

(一)发生在外阴部的固定性药疹应与硬下疳鉴别

后者无自觉症状,有不洁性交史,皮损初起为浸润性红斑,呈暗红色硬性斑块(如软骨样硬度),表面溃疡或糜烂,但无脓性分泌物,组织液涂片用暗视野显微镜检查可见梅毒螺旋体,梅毒血清反应阳性,经抗梅毒治疗可迅速消退。

(二)麻疹样药疹应与麻疹鉴别

后者呈流行性发病,先有呼吸道卡他症状,全身症状较重,无瘙痒,颊黏膜可见科氏斑,有一定的出疹顺序。

（三）猩红热样药疹应与猩红热鉴别

后者先有咽炎症状，瘙痒较轻，全身症状较重，常有头痛、恶心、呕吐、口周苍白圈、杨梅舌及颈淋巴结肿大等，实验室检查白细胞计数增高。

七、治疗

原则：立即停用可疑致敏药物，促进致敏药物及其代谢产物的排泄，对症治疗。注意交叉过敏及多价过敏，积极治疗原发病。

（一）轻型药疹

停用致敏药物后，鼓励患者多饮水以促进药物排泄，皮损多能逐渐消退。可给予抗组胺药、维生素 C 及 10％葡萄糖酸钙静脉注射。必要时口服糖皮质激素如泼尼松 30～40 mg/d，皮疹消退后逐渐停药。局部外用炉甘石洗剂。固定型药疹有糜烂及渗出时，可用 3％硼酸液或 0.1％依沙吖啶溶液等湿敷，间歇期外用糊剂或油剂。

（二）重症药疹

重症药疹包括重症多形红斑型药疹、剥脱性皮炎型及大疱性表皮松解型药疹。治疗除停用致敏药物外，要采取如下措施。

1.早期足量使用糖皮质激素

开始每天用氢化可的松 300～500 mg，或地塞米松 10～20 mg 及维生素 C 2～3 g 加入5％～10％葡萄糖溶液中静脉滴注。糖皮质激素足量的标志是 2～3 天体温得到控制，原皮疹色泽转暗，渗液减少，水疱干燥，无新皮疹出现。一旦病情稳定好转，则迅速减少糖皮质激素用量，每 3～4 天减初用量的 1/4 左右，一般可在 2～3 周减完。

2.加速致敏药物和代谢产物的排泄

鼓励患者多饮水或静脉补液，以促进药物及代谢产物的排泄。对由重金属引起的药疹应及早使用络合剂，以加速其在体内的代谢。

3.支持疗法

对原有疾病应改用非致敏药物治疗，并注意水、电解质平衡，及时纠正酸中毒。对病情重、病期较久者，由于高热及皮肤剥脱、渗出等，易出现血浆蛋白降低、脱水和电解质紊乱，应及时纠正，注意蛋白摄入量，必要时输血或血浆。也可给予静脉高营养。

4.预防和治疗并发症

如有感染要及时选用有效、非致敏的抗生素，尽快控制感染。若伴发肝损害,应加强护肝治疗,包括静脉高营养或食用高能量流质饮食、补充多种维生素等。

5.免疫抑制剂治疗

重症患者可采用皮质类固醇加免疫抑制剂环磷酰胺 $100\sim300$ mg/d静脉滴注,该法奏效迅速,可缩短激素使用时间。也可使用环孢素 4 mg/(kg·d),有较好疗效。

6.局部治疗

应使用无刺激性及具有保护、收敛、消炎作用的药物,并根据皮损情况选用适当的剂型。对中毒性表皮坏死松解症患者,应住隔离病房,使用消毒棉垫,每天更换消毒床单,房间定期消毒;其糜烂面应暴露(但要注意保温),皮损处应保持创面干燥。注意保护眼睛,定期生理盐水冲洗,清除分泌物,白天以抗生素眼药水及氢化可的松眼药水交替点眼,夜间入睡前涂足量眼药膏,可防止粘连。有口腔糜烂者,可用2%碳酸氢钠液或多贝氏液漱口。

八、卫生宣教

药疹为医源性疾病,应引起临床医师的注意,为了避免或减少药疹的发生,必须注意以下四点。

(1)用药应有的放矢,切勿滥用药物,用药前应详细询问药物过敏史。并注意交叉过敏。

(2)要注意药疹的早期症状,一旦出现难以解释的发热及皮肤黏膜的症状,如结膜充血、皮肤瘙痒、皮疹,应想到药疹的可能,要立即停用可疑药物,并尽早做出诊断。

(3)应用青霉素、链霉素、普鲁卡因等药物时,应严格按照药典规定执行皮试制度。

(4)对已确诊为药疹的患者,应记入病历,并用红笔标注,明确告知患者,避免重复使用同类和结构类似药物,以免加重病情或再发。

九、预后与转归

一般药疹病因明确,如治疗及时,避免再次使用致敏药物或化学结构相类似的药物,一般不会复发,预后良好。但重症药疹如年老体弱合并有严重内脏或多重感染者则病情危重,甚至可导致死亡。

第六章

物理性皮肤病

第一节 日 晒 伤

日晒伤又称晒斑、日光红斑或日光性皮炎,是由于强烈日光照射皮肤(主要是中波紫外线)后发生的一种急性光毒性反应。临床表现为红斑、水肿甚至大疱。

一、病因及发病机制

中波紫外线(UVB,290～320 nm)为本病主要的作用光谱,长波紫外线(UVA,320～400 nm)也具一定作用。其炎症反应程度与照射时间、环境、肤色深浅、体质等因素有关。人体受到的紫外线照射除来自太阳直射外,还有部分紫外线来自沙、冰雪、水面的反射作用,并随纬度增高而增加。夏季、热带紫外线强度大。UVB、UVA 在日晒伤中最重要的作用方式是直接损伤 DNA,其次是间接氧化损伤。紫外线作用人体皮肤,严重者可导致局部器官或系统性免疫抑制。在分子水平,可造成 DNA 损伤并产生一些光产物,通常需要核苷酸切除来修复。紫外线可使表皮角质形成细胞结构、功能发生改变,所释放的各种炎症介质如前列腺素(PGE_2、$PGF_{2\alpha}$)、组胺、血清素和激肽等激发炎症反应,尤其是前列腺素,在血管扩张中起重要作用,导致红斑发生。

二、临床表现

春夏季多见。妇女、儿童或浅肤色的人以及长期从事室内工作突然曝晒的人易发生。日晒后经数十分钟至数小时潜伏期,暴露部位出现境界清楚的红斑、水肿(图 6-1),灼痛,12～24 小时后达到高峰。轻者 1～2 日内红斑逐渐减轻或消退.继之脱屑而留有色素沉着。重者出现弥漫性水肿并发生水疱、大疱、糜烂、结痂。约一周消退,遗留色素沉着或色素减退。自觉局部灼痛、瘙痒感。重者可出现全身症状,如发热、头痛、恶心、心动过速,甚至出现中暑、休克等症状。

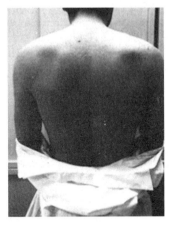

图 6-1 日晒伤

紫外线照射后,皮肤色素改变呈双相变化,即速发色素加深和迟发黑素形成。前者在 UVB、UVA 和可见光照射后迅速发生.由存在于皮肤的黑素发生变化所致;迟发性晒黑在 UVB 照射后 2～3 日开始出现,并持续 10～14 日。

急性晒伤可作为一些光促发性疾病的激发因素,如单纯疱疹、红斑狼疮、多形性日光疹、迟发性皮肤卟啉病、日光性荨麻疹、多形红斑和白癜风等的发生、复发和加剧。

三、组织病理

表皮内出现晒斑细胞,即角化不良细胞,胞浆均质红染,核固缩或核溶解、碎裂。可成簇或融合成片;表皮内有海绵形成、角质形成细胞空泡化。真皮炎症轻,乳头层和血管周围水肿,中性粒细胞浸润。

四、诊断与鉴别诊断

有过度日晒史,暴露部位皮肤出现红斑、水肿或水疱,逐渐消退而遗留色素沉着,自觉灼痛,与季节有明显关系,一般容易诊断。必要时结合组织病理,在表皮内见到日晒伤细胞。本病应与下列疾病进行鉴别。

(一)接触性皮炎

有明确接触刺激物史,与日晒及季节无关,皮疹发生于接触刺激物部位。斑贴试验确定变应原,可资鉴别。

（二）烟酸缺乏症

除日晒部位外，非曝光部位亦可发生红斑，皮肤粗糙而缺乏弹性，角化过度，并有腹泻和神经精神症状。

五、预防和治疗

（1）经常参加室外活动，使肤色逐渐加深，以增强皮肤对日晒的耐受性，是预防本病发生的关键。

（2）避免日照强烈时（上午 10 时至下午 2 时）外出，可采取少量多次的室外活动，对日光感受性较强的人，外出时穿长袖衣衫、戴宽边帽、撑伞、戴手套。

（3）外用遮光剂。如 5％对氨基苯甲酸（PABA）乳剂或酊剂、5％二氧化钛霜、10％氧化锌霜等。

（4）局部治疗：以消炎、安抚、止痛为原则。一般外用炉甘石洗剂，严重者可用冰牛奶、1％～3％硼酸溶液或生理盐水冷湿敷，每 2～3 小时湿敷 20～30 分钟，可起到明显的缓解作用。之后可外用糖皮质激素霜或 2.5％吲哚美辛溶液，对局部红肿热痛有明显减轻作用，但不宜大面积使用。近年来发现绿茶多酚有光保护作用，可减轻 UVA 和 UVB 引起的红斑反应，使晒斑细胞数减少，保护朗格汉斯细胞及 DNA 免受日光损伤。

（5）全身治疗：适于有全身症状者，可口服抗组胺剂及少量镇静剂，若灼痛明显者，酌加消炎止痛药。对于严重日晒伤，可给予糖皮质激素，以防止 UVB 引起的损伤，并给予补液及其他对症处理。

第二节　多形性日光疹

多形性日光疹发生于日光暴露部位，表现为多形性皮疹、反复发作的光感性慢性炎症性疾病。大多数病例的致病光谱在 UVA 范围内，但有的病例由 UVB 或既对 UVA 又对 UVB 致病。发病与季节有明显关系，春季症状加重，秋冬自行减轻或消退，来年又可复发；病程长短不一，经过慢性，自觉瘙痒，可持续多年。部分有家族光敏史。

一、流行病学

(一)发病率

多形性日光诊为最常见的光敏性皮肤病。发病率在波士顿为 10%,伦敦为 14%,瑞典为 21%。平均发病年龄 23 岁,女性多见。所有人种均可发生,但常见 SPT Ⅰ、Ⅱ、Ⅲ 和 Ⅳ 的人群,美国印第安人(北美和南美)易发生光化性痒疹,为多形性日光疹的遗传。

(二)地理分布

多形性日光疹在全年有强烈日光照射地区少见,适应持续日光照射的个体亦少发生。事实上,多形性日光疹多见于冬季首次北纬地区来热带地区短暂旅行的北方人。

二、病因与发病机制

病因目前尚不清楚。目前一般认为由日光诱发的迟发型超敏反应介导,且致病光谱较宽,UVA、UVB 和可见光均可。其发生也可能与遗传、内分泌、微量元素、代谢异常等有关。

三、临床特点

本病多发于春夏季,好发于成年人,一般日晒后几小时或 4～5 天后发病,常于面颊、鼻背、颈部、胸上部“V”形区、前臂、手背等曝光区发生多形性皮疹,也可发生在非暴露部位如肩、上臂、股、小腿等处。皮疹常以一型为主。根据皮疹主要形态,一般分为斑块型、多形红斑型、湿疹型、痒疹型和荨麻疹型。

(一)斑块型

损害特点是红色或暗红色片状或稍隆起的浸润性斑块,2～5 分硬币大小,严重而长久者周围毛细血管扩张或皮肤异色症状改变。消退后遗留色素沉着或减退。自觉剧痒。本型多见。

(二)多形红斑型

损害为大小不等,境界清楚的红色、暗红色水肿性斑丘疹,似虹膜样,消退后遗留色素沉着。

(三)湿疹型

局部水肿明显,其表面可见密集的丘疹,水疱或糜烂、渗出、结痂及脱屑,如湿疹样外观,自觉剧痒。本型亦多见。

(四)痒疹型

面部及上肢曝光部位皮肤发生红斑、米粒至绿豆大小丘疹、结节,日久局部皮肤苔藓样变,自觉瘙痒,消退后遗留色素沉着。本型少见。

(五)荨麻疹型

荨麻疹型也称日光性荨麻疹,常发生于 30 或 40 岁后,日晒后起刺痒性风团,10～15 分钟达高峰,伴寒战、疲倦乏力、眩晕、腹痛等症状。持续 1～2 小时后消退。

四、组织病理

特征性改变为真皮乳头高度水肿,苍白淡染,真皮浅层及深层血管周围有以淋巴细胞为主的混合类型炎症细胞浸润。但多形日光疹组织病理如同临床一样,可以多变,有的可见表皮海绵水肿,表皮内水疱及个别坏死的角质形成细胞,有的仅有浅层及深层血管周围炎,而无明显的乳头水肿。

五、实验室检查

用人工紫外线光源作皮肤敏感试验显示对 UVB 敏感,偶尔对长波紫外线敏感。

六、诊断和鉴别诊断

主要根据发生于青年女性曝光部位的多形性皮损,但以某一类型为主进行诊断,常反复发作,可有光斑试验阳性、紫外线红斑试验异常反应。

本病应与湿疹、慢性光化性皮炎、盘状红斑狼疮等进行鉴别。

(一)湿疹

皮损多型性,可见与非暴露部位或全身,与日光、季节无明显关系。

(二)慢性光化性皮炎

主要发生于 50 岁以上男性,病情持久,可由春夏持续到冬季,可见于非曝光部位。

七、治疗

(一)避免日晒

必须告诉患者在发病季节尽量避免日晒,在发病季节前让患者逐渐增加日晒量,以提高皮肤对日晒的耐受。

(二)局部治疗

原则是遮光、止痒及消炎。

(1)15％氧化锌软膏,为反射性遮光剂,每天 2 次或外出前外用。

(2)2％二氧化钛霜,亦为反射性遮光剂,每天 2 次或外出前外用。

（3）4％二苯甲酮洗剂或霜，每周 2～3 次外用，可遮蔽 UVA、UVB。

（4）5％～10％对氨基苯甲酸（PABA）酊或乳剂，2～3 次/天外用。

（5）二羟基丙酮及萘醌洗剂，每天 2 次，效果好。

（6）糖皮质激素常用曲安奈德霜，2～3 次/天外用。艾洛松，2～3 次/天外用。

（7）曲安奈德 5 mg/mL 于慢性苔藓化及斑块性皮损的皮下或皮内注射，每周 1 次。

（8）其他，可外用水杨酸或肉桂酸盐制剂等。

（三）全身治疗

1.抗组胺剂

常用赛庚啶，剂量 2～4 mg，2～3 次/天口服；氯苯那敏 4～8 mg，2～3 次/天口服；西替利嗪 10 mg，每天一次口服。

2.抗疟药物

氯喹 125 mg，2～3 次/天口服，病情控制后减至每天 1 次，氯喹可引起眼损害，可发生不可逆的视网膜病，用前行眼科检查，定期复查；硫酸羟氯喹，200 mg，每天 2 次，治疗 1～2 周后每 2～4 天递减药量 1 次，或 200 mg/d，1～2 周后病情可控制。可间断治疗 1～2 年。羟氯喹对眼毒性轻，而适合于每年 6～8 月份重复治疗，每天服 400 mg，1 月后改为每天 200 mg，但也需要行眼科检查。

3.糖皮质激素

用于皮损严重者，尤其是湿疹样改变。常用泼尼松 30～40 mg/d，1 周，病情控制后逐渐减量至停药。或用地塞米松 5～7.5 mg，加入 5％葡萄糖液 250 mL 或 500 mL 内静脉滴注，每天 1 次，1 周后逐渐减量。

4.硫唑嘌呤

国外学者认为此药是治疗本病最有效的药物，对严重高度光敏者及湿疹样患者最有效。剂量 50 mg，每天 2 次，一般 2～4 个月病情可缓解，少量用 6～8 个月可停药。用药期间定期复查白细胞、血小板及肝功能。

5.β-胡萝卜素

β-胡萝卜素可减少游离射线并减少氧活性，剂量小儿每天 30～90 mg，成人每天 90～180 mg，分服。

6.沙度利胺

口服剂量每天 150～200 mg，并持续 2～6 个月。可试用于严重者。孕妇禁用。

7.对氨基苯甲酸(PABA)

0.3 g,每天 3 次,口服连续 6 周以上。

8.维生素类

维生素 B_{12} 0.5 mg,每天 1 次,肌内注射;维生素 C 0.2 g,每天 3 次口服;维生素 B_6 20 mg,每天 3 次口服;烟酰胺 500 mg,每天 3 次口服,可阻抑或减弱光敏反应,如用 0.9～1.2 g/d,对重症病例有效,有人用超大剂量 3～5 g/d 口服,与氯喹疗效相当,且无不良反应。

(四)物理疗法

8-甲氧沙林(8-MOP)和长波紫外线(UVA)照射,对活动期疾病有效。成人照前 2 小时口服甲氧沙林片 5 片,UVA 照射从最小光毒量或 1 J 开始。如在春夏季前照射亦有预防作用。如用 UVA、UVB 照射亦有预防作用。

(五)中医药治疗

1.内用

本病可分为 4 型辨证论治。

(1)血热淤阻型:多见于斑块型,治宜凉血活血,方用凉血五花汤或皮炎汤加减。

(2)风热夹湿型:多见于多形红斑型,治宜清热祛风燥湿,方用荆防汤加减。

(3)肝胆湿热型:多见于湿疹型,治宜清热除湿,方用龙胆泻肝汤或利湿清热方加减。

(4)肝郁血淤型:多见于痒疹型,治宜舒肝活血,方用丹栀逍遥散合桃红四物汤加减。

2.外用

重症有水疱渗出者马齿苋煎水冷敷;轻者外涂清凉油或外用甘草油后,扑止痒粉或如意金黄散、化毒散或鲜马齿苋或鲜白菜帮捣烂调成糊状外用。

八、卫生宣教

(1)避免午间阳光,最重要的是上午 9 时至下午 4 时(或上午 10 时至下午 3 时)期间避免曝光,可减少大部的 UVB 辐射,这对于 UVB 敏感者有效,但对 UVA 敏感者无意义。另外,应穿保护性衣服,戴编织紧密的帽子(草帽或凉帽),手套是很重要的。尤其对职业原因不能避免日光照射及对光极敏感患者更为重要。

(2)经常进行户外活动(上午 9 时前,下午 4 时后,接受小量 UVB 照射),逐步提高机体对紫外线耐受性。

九、预后

病程慢性,可复发,每个季节可能加重。虽然有些患者夏末可出现"耐受",但次年春季或者患者冬季旅行至热带地区仍可发生。然而,数年后,损害可自发改善甚至不复发。

第三节 手足皲裂

皲裂是指手足皮肤因各种原因而致的干燥、开裂。在寒冷季节从事露天作业及接触溶脂性、吸水性及碱性物质的劳动者最多见。

一、病因与发病机制

手足部容易发生皮肤皲裂与多种内外因素有关。掌跖部皮肤解剖生理特点为角质层较厚、无皮脂腺,加之冬季汗液分泌少,皮肤容易干燥;另外各种机械性和物理化学因素的刺激,如酸碱、有机溶媒的脱脂作用,当局部活动、摩擦、外伤时即可致皮肤皲裂。老年人、鱼鳞病、掌跖角化症、角化型手足癣等患者更易发病。

二、临床表现

手足皲裂常见于成人及老年人,部分患者发病有职业因素。好发于指屈面、指关节背面、甲周、手掌、足跟、足跖外侧等部位,多顺皮纹方向发生。皮损为深浅、长短不一的皮肤线状裂隙,在皮肤角层厚处更深,甚至出血,常有疼痛。根据裂隙深浅程度可分为 3 度:一度仅达表皮,无出血及疼痛等症状;二度由表皮深入真皮浅层,可有轻度疼痛,但不引起出血;三度由表皮深入真皮和皮下组织,常引起出血和疼痛。

三、诊断及鉴别诊断

根据手足皲裂的临床特点,诊断并不困难,但需与下列疾病鉴别。

(一)手足癣

主要是角化皲裂型手足癣。常局限于一侧掌、跖和指趾间,很少局限于足跟。原发损害为丘疱疹。常有痒感,甚少疼痛与出血。常并发指、趾甲癣。鳞屑直接镜检可找到真菌。

手足皲裂可并发手足癣,二病可互为因果。并发率可达30%~85%。

(二)手足湿疹

急性或亚急性时原发损害多为红斑、丘疹、水疱等。慢性湿疹常位于掌跖,并累及手足背部,且多伴皮肤粗厚或苔藓化,故二者可鉴别。

(三)鱼鳞病与掌跖角化病

有时在鱼鳞病与掌跖角化病的基础上并发手足皲裂,寒冷季节鱼鳞病加重时,两病伴发率可达24%~47%。

四、治疗

本病的治疗主要是局部外用角质离解剂和保湿剂,使损害处角质水合、软化、滋润,促使皲裂弥合。一般选用尿囊素软膏、15%尿素软膏、0.1%维A酸霜或10%硫黄水杨酸软膏、愈裂贴硬膏等。注意宜在温热水浸泡片刻拭干后厚搽。

(一)2%~5%尿囊素霜

2%~5%尿囊素霜是治疗手足皲裂的一种比较理想的药物。临床证实2%尿囊素与10%~20%尿素具有相等的活性,其疗效明显优于15%尿素霜及单纯霜。用1%尿囊素水杨酸复盐霜治疗皲裂,疗效亦优于1%尿囊素霜。

(二)水解明胶霜

水解明胶与尿素均有较强的水合作用,可防止皮肤干燥,加速细胞生长,从而修复和促进裂口的愈合。有人使用水解明胶霜治疗手足皲裂,疗效明显优于常用的尿素脂及硫黄水杨酸软膏。

(三)甘油搽剂

甘油60%、红花油15%、青黛4%、香水1%,75%乙醇,将各药混合调匀外搽,3次/日,可在3~7天内使手足皲裂治愈。

(四)愈裂贴膏

愈裂贴膏是以尿囊素、白及、维A酸及苯丙咪唑掺入到普通氧化锌橡皮膏中制成的硬膏剂型。其中2号(尿囊素0.14 g、白及100.0 g)、3号(尿囊素0.14 g、维生素A酸0.12 g、苯丙咪唑1.0 g)对足手皲裂疗效显著。用药前先用热水浸泡患处,使角质软化,若角质过厚可用刀片削薄,然后按皮损大小剪取大于皮损面积的愈裂膏敷贴,每2~3天更换1次或1次/日。

(五)中药验方

1.白甘寄奴膏

白芨、甘草、刘寄奴、甘油、凡士林,按 2:1:1:20:20 的比例配方。将白芨、甘草、刘寄奴分别研粉,凡士林加热熔化,待冷却后,再将上药和甘油、凡士林混合拌匀备用。使用方法:入冬前后经常用热水浸泡手足,然后涂上药膏。若已生皲裂,先将患处用热水浸泡 20~30 分钟,去污并剪掉硬皮,然后涂上药膏,每天早晚各 1 次,7 天可愈。

2.皲灵膏

当归、生甘草各 30 g,姜黄 90 g,紫草 10 g,轻粉、冰片各 6 g,麻油、蜂蜡适量。将前 4 味药在麻油中浸泡 7 天,然后在炉火上将诸药熬至枯黄,离火去渣滤过,再加入轻粉、冰片(先研末),再投入蜂蜡熔化调匀即可外涂。2~3 次/日,10 天左右渐愈。

3.龙象膏

煅龙骨 60 g,象皮 40 g,珍珠粉 8 g,血竭 6 g,儿茶 6 g,乳香 6 g,没药 6 g。共研细末,过筛。取白凡士林 200 g 加热熔化后,投入上药拌匀,冷却备用。用药前,以温开水洗净皲裂处,薄涂药一层,2~4 次/日,可外用纱布包扎。

4.双白散

白蔹、白芨各 30 g,大黄 50 g,焙黄研粉。用法:患处热水浸泡洗净拭干,取上述药少许加适量蜂蜜调成糊状,每天 3~5 次涂抹于患处。

5.皲裂熏洗方

方用地骨皮、白鲜皮。苦参、甘草各 30 g,水煎趁热熏洗,每次浸泡 30 分钟,2 次/日,连用 7 天为一疗程。平时外搽甘草油制备:甘草 100 g,75% 乙醇 200 mL、甘油 200 mL。先将甘草研粉过筛,浸入乙醇内 24 小时,滤去甘草,于浸出液中加入甘油混匀即可。

6.养血润肤汤

黄芪、生地黄、熟地黄各 15 g,当归、川芎、麦冬各 12 g,刺蒺藜、首乌藤各 30 g,白芍、桂枝各 10 g,甘草 9 g,阴津亏甚者加黄精 10 g,枸杞子 12 g,阳虚气弱者加党参 15 g,淫羊藿 15 g,水煎服,每天 1 剂,10 天为一疗程。药渣煮过后浸泡手足约 20~30 分钟,浅表真菌感染者洗药中加入地肤子 30 g,皂角刺 30 g。

7.麦白膏

麦冬 30 g 浸泡变软后捣烂,加白芨粉 30 g,白矾粉 30 g,紫草油 10 g,凡士林 80 g,调成糊状,制好备用。待皮损处用药液浸泡后均匀涂抹,纱布固定,再用一次性手套或脚套封包,每晚更换 1 次。

五、预防

对手足皲裂应防治结合,防重于治。预防措施包括以下几点。

(1)去除引起皲裂的原因,对同时并存的手足癣、湿疹和鱼鳞病等进行治疗。

(2)少用肥皂及碱性物质洗手。

(3)冬季应注意防寒保暖,劳动后用热水浸泡手足,洗净擦干后擦防裂油、蛤蜊油、甘油搽剂(甘油 60%,红花油 15%,青黛 4%,香水 1%,75%乙醇)和凡士林等保护皮肤。

(4)注意职业防护,尽量避免用手足直接接触酸、碱、有机溶媒及吸水物质。

第四节　冻　疮

冻疮是由湿冷所致的局限性皮肤炎症损害,是深秋初冬与早春季节的一种常见病,气候转暖后自愈,易复发。

一、病因及发病机制

本病系由冷引起的异常反应。因长期寒冷(0~10 ℃)、潮湿或冷暖急变时,局部皮下小动脉痉挛,久之血管麻痹而扩张,静脉淤血,血液循环不良致局限性组织浸润而发病。此外,自主性神经功能紊乱、肢端血液循环障碍、营养不良、贫血、内分泌障碍、慢性中毒、感染、鞋袜过紧、缺乏运动及局部多汗潮湿等均可助长冻疮的发生。遗传、职业起一定作用。

二、临床表现

损害为局限性淤血性暗紫红色隆起的水肿性红斑,境界不清,中央青紫,边缘呈鲜红色,表面光泽,质柔软。按之褪色,去压后缓慢恢复红色。严重者可有水疱,疱破后形成溃疡。愈后存留色素沉着或萎缩性瘢痕。自觉局部胀痒,遇热后加剧,溃烂后疼痛。对称性好发于四肢末端,以手指、手背、面部、耳郭、足趾、足缘、足跟等处多见。常见于儿童、妇女和末梢血液循环不良者。每当冬季发作,经过缓慢,天暖自愈。

寒冷性多形性红斑(或称多形红斑型冻疮)为本病的一个特殊类型,皮疹多分布于四肢末端及面颊,呈多形性,可有典型的虹膜样皮疹,好发于青年女性,发病较急,病程较短,多于2～4周自愈。

另一种特殊类型的冻疮多见于较肥胖女性的股外侧部。皮损呈有特征性的蓝红色浸润性斑,偶可有继发性溃疡和常合并毛囊性角栓。这些损害完全与冷暴露有关,且在温暖环境中显著消退,国外发生者常有骑马嗜好。

三、诊断及鉴别诊断

根据寒冷季节发病,皮损的特征性分布及皮疹特点,除外其他内脏疾病后,即可诊断。某些内脏疾病,如系统性红斑狼疮、干燥综合征、冷球蛋白血症、冷纤维蛋白血症可发生冻疮样皮损,应注意寻找原发病。冻疮尚应与小腿红绀病相鉴别,该病见于成年妇女,两小腿青紫,皮肤冷厥,微肿,远端着色重,不破溃,无自觉症状,终年不退,与季节无关。

四、治疗

(一)全身治疗

1.血管活性药物改善微循环

常用药物有烟酸、硝苯地平、路丁(复方路丁)、维生素E、丹参片等。方法:烟酸每次50 mg,3次/日;哨苯吡啶20 mg/d,服3天后改为20 mg,2次/日,再服3天,然后早晨40 mg,夜间20 mg,维持2个月;复方丹参片每次3～5片,3次/日。对寒冷性多形性红斑,可口服大剂量维生素E,每天600 mg。桂利嗪对微小动脉、静脉有扩张作用,可改善局部循环,成人口服25 mg,3次/日,治疗冻疮有一定效果。

2.抗组胺药物

如赛庚啶对冷性异常反应效果较佳。

3.莨菪类药物

有实验报告阿托品、山莨菪碱对小血管具有双向调节作用,能解除血管痉挛,改善微循环,临床用于治疗冻疮有肯定的疗效。成人口服:阿托品15～30 mg,3次/日;山莨菪碱10～15 mg,3次/日。有人将阿托品、山莨菪碱制成不同浓度的外搽剂、油膏、乳剂、涂膜剂等,局部涂搽。

4.中医中药

法宜温热祛寒,活血化瘀。可用当归四逆汤及桂枝红花汤方药加麻黄碱3～6 g煎服。或用益气、活血、温阳法,可调整人体免疫功能,降低血黏度,加速血流,消除微循环障碍而达到"流通血脉"的目的。处方:黄芪15 g,党参、桂枝、当归、丹参各 9 g,附子(先煎)、陈皮各 6 g。寒重者加干姜、炙甘草各 6 g,血瘀症显著者加桃仁、红花各 9 g。中药雷公藤,20 mg,3 次/日,能缩短冻疮的自然病程,服用雷公藤应定期查血象及肝功。

(二)局部治疗

原则为软化浸润,改善血行,促进吸收,防止感染。

1.外用药

未破者可选用 10％樟脑软膏或樟脑乙醇、松节油、猪油蜂蜜软膏(猪油30％,蜂蜜 70％)、冻疮软膏Ⅰ号等外涂,或者用紫色消肿膏及辣椒酊。已破溃者可用红霉素软膏、四环素软膏、莫匹罗星软膏,或用 10％硼酸软膏、10％鱼石脂软膏、冻疮膏Ⅰ号、化毒散软膏等。有糜烂和溃疡的重症冻疮,首先用生理盐水反复清洗创面,尔后涂敷呋喃西林霜或新霉素霜,用无菌纱布包扎,换药至痊愈为止。

2.理疗

理疗常采用红外线局部照射,近年报道应用 He-Ne 激光、TDP 治疗器、热辐射器、恒磁场、高分子驻极体(电子伤筋膏)敷贴,以及直流电、水浴疗法都获得了不同程度的疗效。激光穴位照射可取穴足三里、复溜、血海,穴位照射后,再对冻疮局部行散焦普遍照射。浸石蜡疗法亦是一种简便易行的有效方法。

3.验方

(1)橘皮生姜汤:方用新鲜橘皮 3 或 4 个,生姜 30 g。将上药加水 2 000 mL煎煮 30 分钟,待水温与皮肤接触能耐受为止,浸泡并用药渣敷盖患处,每晚1 次,每次 30 分钟,通常用药 3～5 次即愈,适用于未破溃冻疮。

(2)桂附煎:方用桂枝 50 g,红花 20 g,附子 20 g,荆芥 20 g,紫苏叶 20 g,加水 3 000 mL 煎沸,稍冷后将患处浸入药液中,3 次/日,每次 20～30 分钟,边浸边用药渣揉搓患处,每剂连用3 天。如耳郭、面都不宜浸泡处,可用毛巾浸蘸药液做热敷。适用于未破溃冻疮。

(3)桂苏酒:方用桂枝、苏木各 100 g,细辛、艾叶、当归、生姜、花椒各 60 g,辣椒 6 枚,樟脑30 g,75％乙醇 3 000 mL。将上药置入容器封口,泡浸 7 天后即用。用棉蘸药反复涂搽患处,3 次/日,平均 2～4 天可愈。适用于未破溃冻疮。

(4)复方樟脑酒:方用樟脑 10 g,花椒 50 g,干辣椒 3 g,甘油20 mL,95％乙醇100 mL。将花椒、干辣椒研碎浸入 95％乙醇内 7 天后滤出,再加樟脑、甘油混匀即成。每天涂搽 5～7 次。破溃冻疮忌用。

(5)复方阿托品霜:阿托品 0.1％、尿素 5％、樟脑 1％、赛庚啶 0.05％,诸药加入单纯霜基质拌匀备用。3 或 4 次/日外涂揉擦。对渗出或溃疡者,先用 3% 硼酸水冲洗或庆大霉素局部撒布,无渗液后再用本霜。

(6)蛇酶霜:每 20 g 单纯霜基质加入蝮蛇抗栓酶 11 U,外涂患处再轻揉数分钟,3 次/日。

(7)山桂膏:Ⅰ号膏,山莨菪碱 400 mg、肉桂 3 g、樟脑 2 g,研极细粉,加凡士林 95 g。用于红斑水肿期。Ⅱ号膏:Ⅰ号膏 100 g,土霉素粉 250 000 U,拌匀即可。用于糜烂溃疡者。

(8)复方当归软膏:Ⅰ号,取当归浸膏、羊毛脂各 20 g,凡士林 29.5 g,甘油 10 g,置容器中,水浴加热熔化,冷凝前加干姜粉 20 g,薄荷脑(研末)0.5 g 拌匀即成。涂患处,2 或 3 次/日。适用于未破皮者。Ⅱ号,当归浸膏 10 g,鱼肝油 15 g,桉油 3 g,凡士林、羊毛脂各 30 g,置容器中水浴加热熔化,冷凝前加血竭 10 g,硼酸 2 g(共研末)搅匀即成。适用于溃破有感染者。

(9)冻疮涂膜。Ⅰ方:黄明胶 50 g、甘油 15 g,用于未破皮者;Ⅱ方:黄明胶 50 g、紫草 25 g、当归 25 g、甘草 25 g(共研末过筛)、甘油 15 g。用于溃烂者。

(10)马勃膏(马勃 20 g,凡士林 80 g)外敷,1 次/日,用于已溃破者。

(11)紫云膏(紫草和当归各 30 g,胡麻油 1 000 mL,黄蜡 150 g)外敷可用于冻疮溃疡。

4.药物手套

药物手套用于防治冻疮。将中药桂枝、肉桂等研粉,辅以润肤的羊毛脂、凡士林等做基质,经一定程序加工后装入手套背面特制的夹层中。这些药物性热味辛具温通经络、祛寒止痛的功用,在手部肤温作用下缓慢释放,渗透到手背皮肤,从而使冻疮得到治疗。临床防治冻疮总有效率达 85.9%。

五、预防

(1)平时加强体育锻炼,增强体质,以提高耐寒能力。

(2)营养不良、贫血及具有冻疮素质者应加强营养,提高机体对寒冷的适应性。

(3)入冬注意保暖,衣服宜宽畅温暖。外出时局部宜涂防冻油膏。

(4)皮肤应保持干燥,避免长久接触寒冷潮湿。

(5)鞋袜不宜过紧,受冻部位不宜立即烘烤及用热水浸泡。

(6)治疗慢性贫血及消耗性疾病。

(7)常行局部按摩及温水浴,改善血液循环。

(8)可在入冬前一段时间,用紫外线照射以前患冻疮的部位,隔 10~20 天一次。

第五节　鸡眼和胼胝

一、鸡眼

鸡眼是由足部皮肤局部长期受压和摩擦引起的角质增生。中医称为"肉刺"。

(一)病因及发病机制

长久站立和行走的人较易发生,摩擦和压迫是主要诱因。紧窄的鞋靴或畸形的足骨可使足部遭受摩擦或受压部位的角质层增厚,且向内推进,成为顶端向内的圆锥形角质物。

(二)临床表现

皮损为圆形或椭圆形的局限性角质增生,针头至蚕豆大小,呈淡黄或深黄色,表面光滑与皮面平或稍隆起,境界清楚,中心有倒圆锥状角质栓嵌入真皮。在趾间带有浸渍变软。因角质栓尖端刺激真皮乳头部的神经末梢,引起疼痛。鸡眼好发于足跖前中部第 3 跖骨头处、蹑趾胫侧缘,也见于小趾及第 2 趾趾背或趾间。

(三)诊断及鉴别诊断

本病根据损害特点及好发部位一般诊断不难。应鉴别者如下。

1.跖疣

不限于足底受压部位,表面呈乳头状角质增生,皮纹中断常有黑色出血点,挤压痛较压痛明显。

2.胼胝

胼胝见于跖部压迫处,不整形角化斑片或条状,表面光滑,边缘不清,行走或摩擦不引起疼痛。

3.掌跖点状角化病

掌跖部多发性孤立和圆锥形角质物,不楔入皮内,不限于受摩擦部位。

(四)治疗

1.外用腐蚀剂

市售鸡眼膏(成药)外贴或鸡眼软膏外敷,也可用10%水杨酸冰醋酸、30%水杨酸火棉胶及水晶膏等,或用纯水杨酸、高锰酸钾结晶、芒硝敷于损害处。外用腐蚀剂须保护周围皮肤,可将氧化锌胶布中央剪一小孔,大小与皮损相同,粘贴在皮肤损害处并使皮损露出,另用胶布细条搓成索状围住孔成堤状,然后敷药再以大块胶布覆盖,封包3~7天换药1次,直至脱落。

(1)鸡眼软膏处方:水杨酸80.0 g,乳酸15.0 g,凡士林5.0 g。

(2)水晶膏处方:水杨酸50 g,石炭酸10 mL,冰片5 g,普鲁卡因粉5 g,0.5%火棉胶10 mL,75%乙醇适量,先将水杨酸、冰片、普鲁卡因共研末,加入火棉胶、石炭酸后,再用75%乙醇调成糊状备用,外敷方法同上。

2.皮损内注射

2%苯酚液(生理盐水98 mL与苯酚2 mL混匀)。局部常规消毒后,以5号针头从邻近软皮呈45°斜刺入鸡眼基底部,注药1~2 mL。一般7天后鸡眼变软,2周痊愈,不愈者可反复注射。亦有用2%碘酊皮损内注射,方法同上,一般注药0.5~0.8 mL,1或2次治疗可痊愈。

3.穴位注射

取穴:三阴交、太溪、然谷、涌泉、昆仑穴。药物:2%普鲁卡因2 mL,维生素B_{12} 500 μg,维生素B_1 100 mg,泼尼松龙1 mL。局部消毒后,按顺序从三阴交至涌泉穴逐个注射,快速进针得气后回抽无回血即可推药。每周1次,连用3或4次,注射后逐个穴位按摩1~2分钟,每晚用热水浸泡脚,以促使血液循环和角质软化(注射当晚不要浸泡)。

4.中草药验方

(1)鸦胆子仁捣烂外敷,隔6天换药1次。

(2)蜂蜡骨碎补膏外敷(蜂蜡60 g,骨碎补30 g,蜂蜡加热熬化后加入骨碎补细末拌匀成膏即可),1周左右鸡眼可脱落,一般重复2次可痊愈。亦有用蜂胶石榴皮膏(将冷冻后的蜂胶20 g,用70%乙醇100 mL溶解,加入60 g石榴皮粉,过60目筛后混匀即可)外涂鸡眼表面,塑料薄膜封包,3天换药1次。

(3)沙参丹参汤内服治疗鸡眼:沙参、丹参各50 g每天1剂水煎服,连服2~4周,有效率为92.6%。虚寒者及孕妇忌服。

5.外科治疗

(1)鸡眼挖除术:一般不须做麻醉。常规消毒后,用11号手术刀将鸡眼表面角质层削除露出白色角质栓,分清与正常组织分界的乳白色环,用刀沿此环分离后取出鸡眼栓,然后,将鸡眼基底膜剥离干净,以免复发。

(2)咬骨钳拔鸡眼术:先用咬骨钳将鸡眼周围角质层咬除(以不出血为度),至鸡眼栓子成为一个孤立的圆柱,高出皮肤 0.3～0.8 cm 时,常规消毒鸡眼周围皮肤及咬骨钳,然后用手捏起鸡眼基底部(起固定与止血作用)用另一手持咬骨钳,咬住鸡眼根部用力向外拔出,用敷料压迫止血,再用胶布固定 48 小时即可。

(3)冷冻加剥离术治疗鸡眼:先削去鸡眼上部的角质层,选用大小合适的冷头,对准病损加压接触,采用 1 次冻融法,使局部变成 Ⅱ 度冻伤状态为宜。24 小时后用盐水浸泡半小时左右,再用尖头手术刀沿血疱与正常皮肤分界边缘划开剥离,以有齿镊钳住,将鸡眼完整取出,清理创面压迫止血后再行包扎,待组织修复。结果与单用液氮冷冻对比,两组痊愈率有非常显著差异。

6.物理治疗

(1)双极磁针疗法:热水浸洗鸡眼角质层软化,取双极磁针的强磁端,将针尖放在鸡眼的压痛点上,针体垂直,略施加压力,以患者自觉有明显的麻痛胀为宜,留针 15 分钟,1 或 2 次/日,连续7～10 天可脱落。

(2)高频电刀(针)局麻下电凝。

(3)多功能电离子机治疗:常选用长火,电压 10～15 V,烧灼深度 3～5 mm。

(4)CO_2 激光烧灼。

(5)浅层 X 线照射。

(五)预防

预防发生鸡眼,应减少摩擦和挤压。鞋靴宜柔软合脚,鞋内可衬厚软的鞋垫或海绵垫,在相当于鸡眼处剪孔(有孔鞋)。足趾畸形者应进行矫治,如有足部外生骨疣应予手术治疗。

二、胼胝

胼胝系局部皮肤对长期机械性摩擦和压迫刺激的一种保护性角质增生反应,常与职业有关,多见于体力劳动者。

(一)病因及发病机制

手足部尤其骨突起部位易受压迫或摩擦,可形成局限性扁平状角质增生损害。本病亦与素质、足畸形或职业有关。胃癌或食管癌患者可有并发胼胝现象。

(二)临床表现

损害为局限性表皮角质层增厚,呈淡黄色条状或片状,斑块中央较厚,边缘不清,表面光滑,皮纹清晰,触之坚实。局部感觉迟钝,可有轻度压痛和不适感。见于成人,好发于掌、跖易受摩擦或压迫部位,常对称发生。一般无自觉症状,严重时有压痛。

(三)诊断及鉴别诊断

根据损害特点及好发部位一般诊断不难,但本病须与跖疣、鸡眼及掌跖点状角化病鉴别。

(四)治疗

1.一般处理

如行走时有压痛,可定期用刀片修削。以氧化锌胶布或各种硬膏胶布粘贴表面,每2~3天更换1次,可显著软化和剥脱角质,减轻疼痛,尤适用于冬季。

2.外用角质剥脱剂

如25%水杨酸火棉胶或0.3%维A酸软膏或30%尿素软膏。或以80%水杨酸、20%石炭酸用胶布封贴,1周后,揭去胶布,用血管钳将损害已游离的角质边缘轻轻分离,再用手术刀片进一步分离其中央黏着部分,即可完整取下角质斑块。

3.中草药验方

(1)乌梅膏:乌梅30 g,食盐10 g,米醋15 g,温开水15 mL。以温开水化食盐、再将乌梅浸入一昼夜后,取浸软乌梅剥肉,加醋捣成膏状即可外敷。此方化瘀软坚。外用时勿接触正常皮肤。

(2)地红糊:取等量地骨皮、红花研磨成粉(过60目筛)备用。使用时取粉3~5 g,加适量植物油调成糊状,敷于纱布块或棉垫上,贴患处用胶布固定,3天换1次。每次换药前先用热水泡足,刮去软化角质。疗程3~6天。此方总有效率为98.9%。

4.手术修治

自损害表面逐层削去增厚的角质,直到基底出现血红色,以不出血为度。

5.CO_2激光

选用连续波CO_2激光或超脉冲CO_2激光烧灼汽化,逐层激光汽化时用生理盐水棉球拭去表面炭化物,以便观察治疗深度。

(五)预防

除去致病因素与诱因。如果胼胝和足骨畸形或鞋子不合脚有关,移除这些

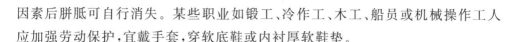

因素后胼胝可自行消失。某些职业如锻工、冷作工、木工、船员或机械操作工人应加强劳动保护,宜戴手套,穿软底鞋或内衬厚软鞋垫。

第六节 放射性皮炎

放射性皮炎是由放射线(X射线、β射线、γ射线及中子)照射引起的皮肤和黏膜的炎症性损害。

一、病因及发病机制

各种类型的电离辐射均可使皮肤产生不同程度的反应,其中特别是β射线、γ射线和X射线以及电子、核子和质子的放射。它们对生物组织损伤的基本病变是一致的,即细胞核的DNA吸收了辐射能,导致可逆或不可逆的DNA合成和细胞分化两方面的影响,引起一系列皮肤反应和损伤,可继发坏死、溃疡。本病主要见于接受放射治疗的患者,放射治疗时未严格掌握指征(如治疗神经性皮炎、慢性湿疹及瘢痕疙瘩等),剂量控制不当,或癌肿患者反复接受治疗,使累积剂量过大。

也可发生在使用X线机、钴源或加速器的工作人员,在检修、调试或使用过程中防护不严格或违章操作;或发生意外事故,如核电站、核反应堆、核燃料处理过程中皮肤意外地受到裂变产物严重污染;或采用开放性放射性核素的工农业及医疗单位使用不当等。放射性皮炎的程度和过程,与放射线的种类(性质)、照射剂量、面积、照射时间长短、照射部位、年龄、性别及个体差异等有关。

二、临床表现

人体各组织中,皮肤对电离辐射的敏感性明显大于肌肉、骨骼,但远低于造血和生殖系组织。对皮肤的损伤可分为急性、慢性和晚期放射性损伤所致的并发症三组。

(一)急性放射性皮炎

往往由1次或多次大剂量放射线引起,但敏感者即使剂量不很大也可发病,潜伏期一般为8~20天。按皮肤损伤的程度临床上分为Ⅲ度。

1.Ⅰ度(红斑反应)

皮肤1次受4.5~6.3 Gy X射线或9 Gy γ射线所致的损伤。照射后3~4小时局部出现刺痒和烧灼感,出现轻度水肿和界限清楚的充血性红斑(假性红斑)。持续 1～7 天后红斑暂时消失进入假愈期。照后 2～3 周上述症状重现而明显,可出现持久性红斑(真性红斑),呈棕褐色,局部轻度肿胀,于毛囊口更为显著,可发生干性脱皮及脱毛。3～6 周后红斑区片状脱屑,色素沉着。一般无功能障碍。

2.Ⅱ度(水疱反应)

皮肤 1 次受 6.8～9 Gy X 线或 13.5 Gy γ 射线照射后数天所致。早期反应与Ⅰ度的假性红斑相似,假愈期一般在 2 周以内,照后 3 周出现显著急性炎症性水肿样紫红斑,照射部位瘙痒,疼痛剧烈。约经数天迅速发生水疱,疱破后形成糜烂面,若继发感染则不易愈合。毛发脱落为永久性。附近淋巴结肿大并触痛。经 2～3 个月痊愈,留有色素沉着、色素脱失、毛细血管扩张和皮肤萎缩等。

3.Ⅲ度(溃疡坏死反应)

皮肤 1 次受 9～13.5 Gy X 线或 18 Gy γ 射线照射后,可产生溃疡,坏死性皮肤损伤,甚至累及皮下组织、肌肉及骨骼。照后初期损伤部位烧灼、麻木感、疼痛、肿胀和红斑等均明显,附近淋巴结肿大伴触痛。假愈期在 1 周以内,若照射剂量甚大时,可无假愈期而进入症状明显期。此时红斑呈紫蓝色,伴色素沉着。继而很快产生水疱和组织坏死,水疱破溃后出现糜烂面或圆形溃疡,溃疡深度不定,一般可穿通皮肤达肌肉,直至骨组织。自觉剧疼,很难愈合。继发感染时更为明显。损害严重者大血管闭塞,肢体发生干性坏疽。愈后形成萎缩瘢痕、色素沉着或脱失和毛细血管扩张。皮肤附件遭破坏,不再恢复,伴有功能障碍。

4.Ⅱ、Ⅲ度可伴全身症状

如头痛、头晕、精神萎靡、食欲不振、恶心、呕吐,腹痛、腹泻、出血及白细胞数减少,严重者易发生败血症而危及生命。

(二)慢性放射皮炎

慢性放射皮炎多为长期、反复小剂量放射线照射引起,或由急性放射性皮炎迁延而来。潜伏期数月至数年。表现为皮肤干燥萎缩,皮脂腺及汗腺分泌减少,甚至皲裂或呈蒜皮样裂开,或硬结性水肿,毛发脱落永不再生。甲皱襞微循环改变,指甲晦暗、变脆、粗糙、失去光泽,并出现裂纹,甚至脱落。皮肤色素沉着或脱失,皮下血管或毛细血管扩张。局部皮肤有时因纤维组织增生而变硬,病理学特征为显著的增生和变性,并有持久性、反复性和区域性等特点。

（三）晚期皮肤放射性损伤所致的并发症

1.恶变

晚期放射性皮炎局部恶变的发生率据统计为 10％～29％ 或更高，一般很少转移。照射与肿瘤发生之间的潜伏期 4～40 年，平均 7～12 年，发生率随时间的延长而有所增加。恶变最常见为基底细胞癌，其次为鳞癌、其他尚有 Bowen 病、纤维肉瘤、假肉瘤、骨肉瘤、恶性黑素瘤等。

2.坏死性溃疡

坏死性溃疡可在严重急性反应之后或在照射数年后发生；也可在晚期放射性皮炎暴露于剧冷环境、过度日晒、直接创伤后促发。溃疡特点：边缘鲜明，痂皮脱落后基底清洁，极度疼痛，有时呈持续性痛，自发性痊愈常需数周、数月或更久，且所产生瘢痕组织常易再次崩溃，严重者溃疡顽固持久，难以愈合。

3.其他

如在皮肤癌放射治疗后出现良性自愈性假上皮瘤性肉芽肿性损害，又如在眼睑癌放射治疗后引起的眼睑膜白斑等。

三、诊断及鉴别诊断

本病的诊断主要根据射线接触史和放射线损伤后固有的临床特点。长期从事放射工作或接触放射性物质的人员，以及皮肤急性放射性损伤半年未愈，皮肤出现脱毛、干燥、脱屑、萎缩变薄、色素沉着与脱失相间或溃疡顽固不愈者，应诊断慢性放射性皮炎。

急性放射性皮炎应与Ⅰ度、Ⅱ度烧伤、日光性皮炎及丹毒相区别。慢性放射性皮炎应与神经性皮炎、慢性湿疹、表皮角化增生症或其他原因造成的慢性溃疡相区别。

四、治疗

皮肤放射性损伤的临床治疗是个较困难和复杂的问题。尤其是核事故所致急性放射性皮肤损伤，起病急，患者多，伤情复杂。因此，应准确判断皮肤放射性损伤的程度（面积与深度的判断），治疗越早越好。

（一）现场应急处理

发生意外放射线照射后，应迅速脱离放射源或沾染区。凡怀疑或已受到放射性物质沾染时，脱离现场后应迅速进行全身洗消，注意消除头、耳后、颈项、指甲缝、足踝等隐蔽部位的灰尘和污垢。全身除沾染后，对受照区皮肤要注意保护，必要时以无菌敷料包裹，以防止遭受搔抓摩擦等刺激或其他损伤。

(二)局部治疗

1.Ⅰ度创面

受损皮肤应避免搔抓、摩擦等机械刺激,防止紫外线和红外线照射,禁止使用刺激性较强的药物。红斑局部外用扑粉、炉甘石洗剂、止痒清凉油、氢地油、5%的苯海拉明霜或冷湿敷,可达到止痒,减轻皮肤红肿和灼痛等症状的目的,晚期可用复方甘油、冰蚌油等中性油质制剂,以滋润皮肤,防止干燥。

2.Ⅱ度创面

初期和假愈期处理原则及措施与Ⅰ度相同,若灼痛重者,可用1%普鲁卡因注射液做环状封闭和服用抗组胺类药物。水疱常出现于照射后10~25天,应积极处理创面,以预防和减轻感染,加速创面愈合。对完整、散在的小水疱一般尽量保留疱皮让其自行吸收。大水疱或张力大的小水疱可在无菌操作下低位穿刺引流,加压包扎。但水疱周围有炎症反应或水疱破溃时,应剪除疱皮。可先用溃疡油、复生膏、维生素B$_{12}$等换药。渗出较多、有继发感染时,可应用庆大霉素、卡那霉素等抗生素溶液湿敷,或与上药交替应用。对后期以萎缩、干燥为主的慢性放射性皮炎,可选用止痒清凉油、溃疡油、獾油、冰片蛋清或冰片蛋白油等药物滋润、营养皮肤。有过度角化或疣状增生时,可用5%~10%氟尿嘧啶软膏或中草药泡洗。

3.Ⅲ度创面

糜烂和溃疡治疗较困难和复杂。早期红斑与水疱处理同Ⅱ度损伤,在反应期治疗原则以镇静、止痛、控制创面感染、促进溃疡愈合为主。糜烂面可外搽1%龙胆紫,或用3%硼酸溶液、醋酸铝溶液及维生素B$_{12}$溶液湿敷;皮肤溃疡可选用抗生素软膏、10%鱼肝油软膏、33%蜂蜜软膏或1%樟脑软膏,并可佐以物理治疗。局部疼痛剧烈时,可用1%普鲁卡因注射液做离子导入,必要时可用0.5%普鲁卡因注射液做近端动脉内注射,每次以10 mL为宜,可达到一定的止痛效果。近年国外报道有人重组血小板衍生生长因子(rhPDGF)凝胶外用放射性皮炎的慢性溃疡获得较好疗效,可连续应用数月。

(三)物理治疗

常用氦氖激光照射,用于慢性溃疡。每次10~30分钟,15次为一疗程。

(四)手术治疗

对于局部皮肤放射损伤,近年来国内外多主张采取局部扩大切除,以组织移植修复的手术来治疗皮肤严重放射损伤。

1.手术指征

各部位的急、慢性Ⅲ度损伤、坏死和溃疡超过 3 cm 者；功能部位（如手）的急、慢性Ⅱ度损伤，早期手术可防止关节畸形，以保证功能的恢复；慢性期、慢性皮炎的溃疡与瘢痕；发生癌变者。

2.手术时机

根据受照射剂量，判断可能损伤深度，坏死、溃疡的境界基本清楚即可采取手术治疗。一般在伤后 1～2 个月（即反应期达高峰后）。

3.切除范围和深度

尽量将照射区域中损伤的组织全部切除，以 1 次彻底切除为好。一般切除范围应超过损伤边缘 0.5～1.0 cm，否则损伤组织边缘供血不足，使移植的皮片或皮瓣与创缘愈合不良而发生手术后裂开等并发症，影响皮瓣成活及伤口愈合。切除深度应包括所有受照射后坏死、变性组织，对瘢痕或溃疡组织应做彻底扩创术，使创底和创缘组织柔软，富有血供的正常组织。

4.切除后创面的修复

损伤区及溃疡切除后，大多数创面都不能直接合拢缝合，常常需要采用皮肤组织移植的方法来修复。可根据损伤深浅、创面大小及患者的全身情况等合理选择最佳方法来修复缺损区。目前的修复组织有皮片、皮瓣、带血管蒂的皮瓣、肌皮瓣、肌瓣和大网膜等。

5.有关截肢（指或趾）问题

肢体大剂量照射后严重放射损伤或发生恶变时，应考虑截肢（指或趾）手术。有人主张无论哪种射线，局部照射剂量超过 100 Gy 时，以早期做截肢术为妥。截肢时，应注意判断损伤范围，截除平面应超过损伤边缘 3～4 cm，防止损伤区截除不彻底，术后继续坏死或伤口愈合不良。

（五）高压氧治疗

高压氧治疗具有抗菌、调节机体免疫系统、促进溃疡愈合的作用。

（六）全身治疗

1.饮食营养及支持疗法

给予高蛋白、高维生素饮食。胃肠功能紊乱时，应给予流质饮食，完全不能进食时，可通过静脉输注葡萄糖、极化液与能量合剂、氨基酸等。必要时采取全胃肠道外营养疗法（即静脉高价营养）。白细胞计数下降、出血者可输血。

2.维生素类药物

维生素具有调节物质代谢和改善组织营养作用。因此，除膳食中补充外，还应大量口服多种维生素,如维生素 AD 丸、B 族维生素、维生素 C 及维生素 E。

3.改善微循环药物

口服或静脉输注复方丹参、右旋糖酐-40 等药物以改善局部和全身微循环。

4.抗生素应用

单纯皮肤红斑反应可不用抗生素。反应期有广泛水疱或坏死创面时,应选用有效抗生素,防止感染。可根据创面的细菌培养和药敏试验结果选用极度敏感或敏感抗生素。

5.纠正水、电解质紊乱和维持酸碱平衡

大面积皮肤损伤时,组织细胞大量破坏,创面大量渗出,再则患者呕吐、腹泻,不思饮食,易造成水、电解质紊乱和代谢性酸中毒,甚至发生休克,因此应根据血液生化检查结果,随时补充适量水、盐、各种电解质和碱性药物。发生休克者,应积极采取抗休克措施。

6.抗组胺类药物或糖皮质激素

为抑制急性放射性皮炎的红肿、灼痛炎症反应,可早期使用抗组胺类药物。必要时可采用糖皮质激素,如泼尼松口服。

7.镇静、止痛

口服或注射地西泮、布桂嗪、阿法罗定或哌替啶等。重者可应用冬眠合剂。

五、预防

(1)对放射源要严格管理、妥善保管和定期检查。

(2)从事放射线工作者应加强防护措施,严格遵守操作规程。

(3)普及放射性核素知识,使用人员一定要经过专业培训。

(4)在使用 X 线机、荧光屏下探查异物和骨折复位固定时,工作人员的手要避免长时间直接暴露在 X 线照射下操作,一定要戴铅手套。

(5)良性疾病放疗时,应该考虑电离辐射的晚期效应,慎重权衡其利害关系。

(6)肿瘤放疗时,应准确掌握治疗剂量,应避免照射剂量过大。病变广泛者,应分期分批照射治疗。

(7)从事放射性物质和仪器的生产、维修和使用人员应定期体检,发现有病变倾向者应及时休息,对病情较重者应考虑调换工作。

(8)发生核意外事故时,应立即进行现场应急处理,以防止进一步加重病情。洗消和保护皮肤创面后,迅速送医院治疗。

第七章

慢性水疱性皮肤病

第一节　疱疹样皮炎

疱疹样皮炎可能是在遗传素质的基础上,对谷胶饮食过敏而产生的一种自身免疫性疾病。皮疹为多形性、水疱壁厚、瘙痒剧烈。病程慢性,良性经过。

一、诊断

(一)临床表现

疱疹样皮炎多在中青年发病,偶见于 5 岁以下儿童。突然发生的水疱约绿豆至小指头大,常成群成簇发生,亦可排列成环状。水疱壁厚而紧张,不易破溃,糜烂面易愈合,尼氏征阴性。还可见红斑、丘疹和风团。皮损对称分布于四肢伸侧,如肩胛、膝前肘后、腰骶部及臀部,重时遍及全身,口腔黏膜不受累。自觉症状是难以忍受的瘙痒,搔抓常使水疱破裂,形成痂壳。病情常反复发生,一般患者全身情况不受影响,预后良好。

谷胶亦称谷蛋白,俗称面筋,小麦、大麦中含有较多。患者大多伴有谷胶过敏性肠病,若禁食谷胶饮食,数月后皮疹可获得明显缓解,并可减少淋巴瘤的发生。

(二)实验室检查及特殊检查

1.组织病理

真皮乳头浅层胶原束间水肿,乳头顶端有许多中性粒细胞集聚而成的微脓疡,乳头高度水肿,形成表皮下水疱。相邻乳头的水疱融合,形成大疱,疱内除中性粒细胞外,还有嗜碱性的纤维素沉积。由于溶酶体酶的作用,表皮下部角质形成细胞可发生棘突松解。时间稍长,疱液中和乳头周围的嗜酸性粒细胞增多,所以陈旧的水疱有时难与类天疱疮和妊娠疱疹区别。

2.免疫学检查

直接免疫荧光检查几乎所有患者皮损周围和无损害部位的皮肤真皮乳头顶部均有 IgA 呈颗粒状沉积,病变部位则为阴性。10%～15%的病例有基底膜带的 IgA 线状沉积。免疫球蛋白呈颗粒状沉积的形态比较固定,不受谷胶饮食和治疗的影响,成为本病诊断的可靠指标。20%～30%患者血清中有抗网状纤维抗体,其滴度与谷胶饮食和肠黏膜损害程度成正比。20%～30%患者出现抗甲状腺抗体。循环免疫复合物阳性率在 20%～100%。HLA-B$_8$ 阳性率为 85%～88%,与 IgA 在真皮乳头内沉积及小肠黏膜损害有关。

3.卤族元素检查

给疱疹样皮炎患者口服碘化钾 900 mg/d,会使病情加重。以 20%碘化钾软膏进行斑贴试验,24～48 小时出现阳性。其他卤族元素也有同样作用。

4.雌激素

在用雌激素和黄体酮后,可引起损害发作。

(三)诊断标准

根据临床表现、组织病理、直接免疫荧光检查以及卤族元素和雌激素可使病情加重可进行诊断。

(四)诊断疑点

在疾病的早期,出现水肿性红斑、丘疹及剧烈瘙痒,水疱较少时,易致误诊。皮疹发生的部位不典型时,也会给诊断带来困难。

(五)鉴别诊断

1.疱疹样天疱疮

皮损多形性而类似疱疹样天疱疮,棘突松解征阴性,瘙痒剧烈,但组织病理和免疫病理检查类似天疱疮。

2.线状 IgA 大疱病

临床表现类似疱疹样皮炎或类天疱疮,直接免疫荧光检查发现的是 IgA 呈线状沉积在表皮基底膜带上。

二、治疗

(一)常规治疗

忌用含谷胶的食物、含碘食物及含卤族元素的药物。氨苯砜(DDS)是首选药

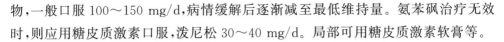

物,一般口服 100～150 mg/d,病情缓解后逐渐减至最低维持量。氨苯砜治疗无效时,则应用糖皮质激素口服,泼尼松 30～40 mg/d。局部可用糖皮质激素软膏等。

(二)治疗难点

由于本病有剧烈瘙痒,激素治疗效果不甚理想,常在激素减量中病情复发,此时不宜加大剂量,可加强抗组胺药的治疗。

(三)新治疗方法及新药

昆明山海棠制剂可减轻瘙痒,减少水疱的发生,与氨苯砜合用,疗效更佳。可用雷公藤多苷,30～60 mg/d,或用昆明山海棠片,每天 9 片,亦可用磺胺甲氧嗪,症状控制后逐渐减至小剂量维持治疗。不良反应有全身性斑丘疹,血红蛋白含量和白细胞计数下降,步态不稳及共济失调。发生率为 13.5%。

(四)特殊用药

柳氮磺胺吡啶可作为 DDS 无效的治疗药物。每次口服 0.5～1.0 g,每天 2～4 g,最大每天4～6 g,病情好转后减量为每天 1.5 g。长期服药可发生恶心、呕吐、药疹、药物热和白细胞下降。服药期间应查血常规。肝、肾病患者慎用。该药还可影响精子活动能力,致男性不育症。不能与抑制肠道菌群的药物合用,特别是广谱抗生素。

三、循证医学证据

(1)尚未见系统评价或荟萃分析证据。

(2)病例对照研究(Bardella MT,2003):38 名经病理活检检查确诊为疱疹样皮炎患者接受平均 8 年无谷胶饮食,结果示患者临床症状明显缓解并且肠道正常。38 名患者又将饮食中加入谷胶并同意再次皮肤和肠道病理活检,结果示31 名患者在平均两个月内出现皮疹;7 名患者未见临床和组织学复发。

(3)病例报道(Shah SA 等,2000)1 例严重疱疹样皮炎患者经氨苯酚、柳氮磺胺吡啶、系统使用糖皮质激素、硫唑嘌呤治疗无效;但使用肝素、四环素、烟碱效果明显。

(4)病例报道(Willsteed E,2005)3 例疱疹样皮炎患者对氨苯砜和无谷胶饮食治疗效果不明显,但对柳氮磺胺吡啶治疗有明显效果。

(5)回顾性研究(Lewis HM,1996)在 487 名疱疹样皮炎患者中 8 例有淋巴瘤形成,所有淋巴瘤均发生于疱疹样皮炎已经控制但未联合无谷胶饮食治疗少于 5 年的患者。结果提示无谷胶饮食在疱疹样皮炎患者的淋巴瘤形成中的保护作用,进一步支持建议患者长期坚持无谷胶饮食的观点。

第二节 连续性肢端皮炎

连续性肢端皮炎又名匐行性皮炎、肢端脓疱病、Hallopeau连续性肢端皮炎、持久性肢端皮炎。好发于肢端的指、趾部位,皮损为无菌性脓疱,其病因尚不明确。常反复发作,慢性经过。有学者认为是外伤或局部感染引起,亦可由感染性变应性所致,目前属于无菌性脓疱性皮病一组疾病,是疱疹样脓疱病的异型。

一、诊断

(一)临床表现

本病好发于中年妇女,初发损害主要在肢端指、趾的末节背侧皮肤和甲周,常因外伤后感染诱发,该处出现小脓疱和小水疱,破后形成糜烂结黄痂,脱痂后遗有红斑,反复出现脓疱,有时融合成脓湖,可有瘙痒与灼热感,迁延数月数年并逐渐波及掌跖、手、足背部、腕、肘等,甚至泛发全身,在持久的炎症过程中,受累指、趾骨脱钙吸收致手足及指、趾萎缩、畸形,甲变形失去光泽、萎缩,甚至脱落,也常伴有沟纹舌的表现,严重者也有全身症状,也有转成疱疹样脓疱病或泛发性脓疱性银屑病的患者。

(二)实验室检查

(1)脓疱内容细菌镜检及培养均阴性。

(2)组织病理:其表现与疱疹样脓疱病或脓疱性银屑病的改变极其相似不能区别。

(三)诊断要点

(1)有外伤史。

(2)好发于肢端指、趾部位,病程缓慢。

(3)皮损形态为指、趾末端与甲周在红斑基础上有脓疱、水疱与糜烂面,覆有脓痂。也可延及手背和腕部,指甲变形萎缩与脱落。

(4)病理改变为表皮内海绵脓疱,与疱疹样脓疱病相同。

(四)诊断疑点

本病病理表现与泛发性脓疱性银屑病及疱疹样脓疱病不能区别,若肢端损害泛发并播散全身时则可转变为上述疾病,因此本病可能是前两病的异型。

(五)鉴别诊断

本病应与限于肢端的湿疹继发感染时进行鉴别。由于湿疹感染时经抗感染

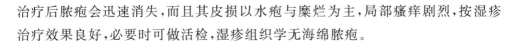

治疗后脓疱会迅速消失,而且其皮损以水疱与糜烂为主,局部瘙痒剧烈,按湿疹治疗效果良好,必要时可做活检,湿疹组织学无海绵脓疱。

二、治疗

(一)系统治疗

泛发型的治疗一般应卧床休息、镇静、纠正贫血、物理降温、调整低血钙、补充液体或清蛋白以促进其自然恢复。局部可采用温和制剂,如依沙吖啶炉甘石洗剂;有糜烂及继发感染者外用依沙吖啶糊剂;无感染者可外用弱效糖皮质激素制剂。对非妊娠妇女及轻、中度患者可首选雷公藤或雷公藤多苷 20 mg/d,3～4 次。无肝损、血常规正常者可加用氨苯砜 25 mg 每天 3 次,逐渐增至 50 mg,每天 2 次以及四环素族药物 250～500 mg,每天 4 次,或加用甲砜霉素口服 250～500 mg,每天 3～4 次;也可肌内注射或静脉滴注 1.5～2 g,每天分 2 次滴注。由于此病与泛发性脓疱性银屑病为同类疾病,不主张选用糖皮质激素治疗,只有在威胁生命时方可考虑应用,因为此剂疗效虽好,但停药不但会复发,而且会反跳,使病情会更加严重。

(二)局部治疗

可每晚用复方益康唑霜或复方咪康唑膏加 5% 黑豆油软膏局部封包 8 小时,次日改用依沙吖啶糊剂。也可每晚用卡泊三醇软膏加复方咪康唑软膏封包 8 小时,次日改用依沙吖啶糊剂封包。

(三)新药治疗

Mozzanica 对 1 例曾用各种糖皮质激素及维 A 酸等以及内用甲氨蝶呤(MTX)、羟基脲等治疗无效的患者,用卡泊三醇软膏外用,每天 2 次,经治 4 个月完全缓解。Emtestam 用阿维 A 酯 0.7 mg/(kg・d)微效;用秋水仙碱 0.2 mg/(kg・d)治疗无效;局部用卡泊三醇软膏 1 g : 50 μg,每天 2 次,停用其他所有用药 6 周后皮损明显减少,18 个月后基本痊愈。

第三节　疱疹样脓疱病

疱疹样脓疱病为一少见的、泛发表浅性的脓疱性皮病,并伴有系统性病变。此病常在月经前加重,由黄体酮和氯米芬激发并加重,病因未明。Griffths

(2004)认为本病是妊娠期的泛发性脓疱性银屑病的同义名。但也有从妊娠期的泛发性脓疱性银屑病分离出来作为独立性疾病的。由于本病与泛发性脓疱性银屑病和连续性肢端皮炎在临床上有很多共同特点：①在红斑基础上出现浅表的无菌性脓疱。②病程缓慢反复发作。③可见沟纹舌。④同一患者此3类疾病可互相转变。⑤组织病理学均表现有Kogoj海绵状脓疱。因此Lever认为此3个病是代表同一疾病过程，仅在发病方式和皮损分布上有所区别，而Ackerman则认为此3个病与Reiter病可能均为银屑病的不同变型。本病常出现低血钙，因此曾认为本病与甲状旁腺功能紊乱及妊娠引发低血钙有关，但也有正常血钙的患者。

一、诊断

(一)临床表现

本病起病急，好发于间擦部位，皮损为在红斑基础上出现广泛的、针头大小无菌性脓疱，常周期性成批性发作，红斑扩展后形成环状或多环状，其上的小脓疱可互相融合成较大的脓湖，干涸后形成黄痂，痂下见糜烂面与脓性分泌物并在痂下再出现脓疱。

口腔黏膜有沟纹舌。慢性经过者其指甲变脆、增厚、变灰甚至脱落，急性期可见同形反应，并伴有稽留性或持续性高热，寒战和全身不适等症状，轻症可数月缓解，重症可因高热、心力衰竭，尿毒症继发感染而死亡。妊娠妇女可引发流产和死胎。在两次妊娠期间反复发作，也可无任何原因发病。

(二)实验室检查

无诊断性实验室检查。一般常有贫血，血沉快，白细胞计数升高，轻度嗜酸性粒细胞增多。多数患者伴有低血钙、蛋白电泳中 α、β-球蛋白显著升高。组织病理：表皮角化不全，棘层不规则增厚，表皮内海绵状脓疱形成，内含大量中性粒细胞，崩溃的表皮细胞和嗜酸性粒细胞，真皮浅层毛细血管扩张，周围有淋巴细胞、中性与嗜酸性粒细胞浸润。

(三)诊断疑点

本病是否为泛发性脓疱型银屑病的一型仍有争议、属于病因未明的疾病，过去曾认为中年孕妇好发，但男性患者也有发病。

二、治疗

(一)轻症患者

主张保守治疗。特别对儿童，一般应卧床休息、镇静、纠正贫血、物理降温、调整低血钙、补充液体或清蛋白以促进其自然恢复。局部可采用温和制剂,如依沙吖啶炉甘石洗剂;有糜烂及继发感染者外用依沙吖啶糊剂;无感染者可外用弱效糖皮质激素制剂。对非妊娠妇女及轻、中度患者可首选雷公藤或雷公藤多苷20 mg/d,3～4 次。无肝损、血常规正常者可加用氨苯砜 25 mg 每天 3 次,逐渐增至 50 mg,每天 2 次以及四环素族药物 250～500 mg,每天 4 次,或加用甲砜霉素口服 250～500 mg,每天 3～4 次;也可肌内注射或静脉滴注 1.5～2.0 g,每天分 2 次滴注。由于此病与泛发性脓疱性银屑病为同类疾病,不主张选用糖皮质激素治疗,只有在威胁生命时方可考虑应用,因为此剂疗效虽好,但停药不但会复发,而且会反跳,使病情更加严重。

(二)重症患者

(1)MTX 静脉注射,用量根据严重情况而定,一般用 7.5～15 mg 每周静脉滴注 1 次,一般每次不超过 25 mg。亦可选用或加服秋水仙碱 0.5 mg 每天 2 次。Kalla 对 1 例用一般疗法无效的 4 岁男性患儿,改为口服 MTX 初量为 2.5 mg 每周 1 次,治疗 2 次即明显改善,逐渐增加用量,1 个月后治疗成功。

(2)阿维 A(acitretin)用量为 0.5～1.0 mg/(kg·d),用药前及治疗过程中应注意肝功能检测。

(3)环磷酰胺(CTX):有学者用 CTX 100 mg 每天静脉滴注 1 次,5 天后改为隔天 1 次,总量 1.0 g 治疗 1 例用泼尼松和雷公藤多苷等治疗无效的女性患者,用药第 3 天,体温下降,2 周后皮损消退。

(三)治疗难点

(1)妊娠的妇女,中、重度患者,考虑对婴儿的影响,采用糖皮质激素治疗。此外可用人绒毛膜促性激素 500～1 000 U,每周 2 次肌内注射,可缩短病程并预防妊娠时再发。

(2)同时合并严重继发感染或因反复发作造成心、肾衰竭患者加上严重的全身症状,处理难度很大,全面检查后针对不同情况处理心、肾衰竭,控制继发感染为重。

(3)控制本病的反复发作是一难点,主要在治愈后,减药要慢,要维持治疗一段时间,具体维持多久要根据不同的情况个体化。

(四)新治疗方法与新药

(1)对严重患者可采用 阿维 A 0.5～1.0 mg/(kg·d),用药过程中注意肝功能监测。

(2)用环孢素 5～6 mg/(kg·d),用药期间注意血压与肾功能的监测。

（3）他克莫司即 FK506，为新的免疫调节剂，其免疫抑制作用比环孢素强10～100 倍。其应用于本病尚在试验中。

第四节　副肿瘤性天疱疮

副肿瘤性天疱疮（paraneoplastic pemphigus，PNP）因天疱疮与肿瘤伴发而得名，是 Anhalt 于 1990 年首先描述的一个自身免疫性重症皮肤病，如不治疗或治疗不及时，死亡率很高。冉玉平等（1994）报告 1 例糖皮质激素治疗无效而死亡的天疱疮病例，经尸体解剖发现伴发胸腺瘤，即为 PNP。自 1999 年确诊了首例PNP 后，至今已收治了 20 余个病例，说明本病并非罕见。预后主要取决于早期诊断、早期手术切除肿瘤，因此提高对本病的认识，是十分重要的。

一、诊断

（一）临床表现

本病好发于中青年，男女均可。最先出现的症状是口唇及口腔黏膜的糜烂与溃疡。开始仅为局限性的糜烂及溃疡，逐渐发展为广泛的糜烂与溃疡，包括颊黏膜、舌黏膜、咽喉部黏膜，分泌物明显增多。口唇黏膜糜烂，由于真皮浅层淋巴细胞呈苔藓样浸润，常呈紫红色，其上常附血性结痂。口腔黏膜广泛的病变及疼痛使患者不能正常进食，导致体重下降，机体一般状况变差。除口腔黏膜损害外，患者还可有眼结膜及外阴部黏膜的糜烂。患者眼睑及眼结膜明显充血，糜烂，分泌物增多。男性龟头、包皮黏膜及阴囊皮肤可出现大片糜烂，女性阴唇黏膜糜烂。

皮肤损害常发生在口腔黏膜损害出现数月后，皮疹呈多形性，可见天疱疮样皮损、多形红斑样皮损或扁平苔藓样皮损，天疱疮皮损为皮肤上出现薄壁、松弛的水疱及大疱，尼氏征阳性，水疱破溃后成为糜烂面。多形红斑样皮损常见于四肢远端，为水肿性的钱币状斑丘疹，个别损害可呈靶形，双手掌、足跖有红斑、角化；由于患者口唇及口腔黏膜广泛糜烂，可误诊为重症多形红斑或 Stevens-Johnson 综合征。扁平苔藓样损害可见于躯干、四肢，为紫红色斑丘疹，或紫褐色斑。此外，患者还可出现药疹样皮疹，全身泛发充血性斑疹，若同时伴有表皮的大片坏死及糜烂，可误诊为中毒性坏死性表皮松解症。

患者如不能正确诊断，及时将肿瘤切除，易发生肺部感染，或出现胸闷、憋气等阻塞性支气管炎的症状。早期一般表现为轻度的咳喘、咳痰、胸闷等，后期胸闷、憋气严重，上楼、跑步均感到憋气，睡觉时不能平卧。

患者均伴发肿瘤，发生大多为隐匿，以淋巴增生性肿瘤最为多见，可良性、也可恶性。Anhalt 报告 PNP 患者发生肿瘤的依次为：①非霍奇金淋巴瘤（42%）。②慢性淋巴性白血病（29%）。③Castleman 瘤（10%）。④胸腺瘤，良性或恶性（6%）。⑤肉瘤（6%）。⑥巨球蛋白血症（6%）。肿瘤多为椭圆形，瘤体表面较光滑，一般有完整包膜，呈结节状实体瘤。

（二）实验室检查

1.组织病理

主要特点为表皮内棘细胞层松解、个别坏死的角质形成细胞、基底细胞液化变性、真皮浅层较为致密以淋巴细胞为主的浸润。真皮浅层血管扩张，常可见血管外红细胞。取材自水疱或大疱性皮损，主要特点为表皮内棘刺松解性疱，棘刺松解大多发生在基底细胞层上方，在棘刺松解性疱的上方表皮内，常可见坏死的角质形成细胞。个别棘刺松解发生在颗粒细胞层，与红斑性天疱疮所见相同。取材自多形红斑样皮损，主要特点为基底细胞液化变性，表皮内有散在坏死角质形成细胞。取材自扁平苔藓样皮损，则可见基底细胞液化变性，真皮浅层较为致密以淋巴细胞、组织细胞为主的炎性浸润及散在的噬黑素细胞。

2.免疫学检查

具有自身免疫性皮肤病的特点。

取患者皮肤黏膜作直接免疫荧光（DIF）检查，可见到 IgG、C3 在表皮细胞间沉积，也可伴表皮基底膜带 C3 颗粒状沉积。

以大鼠膀胱的移行上皮为底物行间接免疫荧光（IIF）检查，可见膀胱上皮棘细胞间荧光，表明患者血清中有 IgG 抗体存在。IIF 也可用其他鳞状上皮和移行上皮如猴舌或食管的切片为底物。IIF 最为敏感，对怀疑为 PNP 的病例，建议先取患者血以 IIF 作为过筛试验，阳性者再进一步做 CT 等系统检查。

以人表皮蛋白提取物为底物，行免疫印迹实验或免疫共沉淀，患者血清可识别多种表皮棘细胞间连接蛋白，主要是斑素蛋白系列。最常见的是envoplakin（壳斑蛋白，分子量 210 000），periplakin（周斑蛋白，190 000），其次为desmoplakin Ⅰ（桥粒斑蛋白 Ⅰ，250 000）和 desmoplakin Ⅱ（桥粒斑蛋白 Ⅱ，210 000），有的还可识别 BPAG1（大疱性类天疱疮抗原 Ⅰ，230 000），Plectin（300 000）。

3.其他检查

如胸片、腹部及盆腔 CT,了解有无肿瘤。有呼吸道症状者,应定期拍胸片,并做肺功能检查。

(三)诊断标准

(1)持久性、难治性、疼痛性口腔(含口唇)黏膜广泛的糜烂与溃疡,及皮肤的多形性皮损。需要强调口腔黏膜的损害是 PNP 最先出现的症状,有的患者可以是就诊时的唯一症状。

(2)皮肤组织病理学:表皮内棘细胞松解、可见个别坏死角质形成细胞、基底细胞液化变性、真皮浅层较为致密以淋巴细胞为主的浸润。

(3)直接免疫荧光(DIF):表皮细胞间 IgG 或 C3 沉积,也可伴有表皮基底膜带 C3 颗粒状沉积。

IIF:血液中具有可与复层鳞状上皮、移行上皮和单层柱状上皮,尤其是鼠膀胱上皮中抗原成分发生特异结合的 IgG 抗体,免疫印迹:常可见 3 条条带,分子量分别为 230 000、210 000、190 000。

(4)伴发肿瘤。

(四)鉴别诊断

1.寻常型天疱疮

口腔黏膜的水疱与糜烂多见于颊黏膜及上腭黏膜,对糖皮质激素反应较好。自身抗体是分子量为 160 000 的桥粒芯糖蛋白 3,IIF 为阴性。组织病理为基底细胞上棘层松解性水疱,无基底细胞液化变性,表皮内亦无散在坏死角质形成细胞。免疫印迹试验可发现 PNP 患者血清识别不同的斑素蛋白条带,而寻常型天疱疮患者的血清仅识别桥粒芯糖蛋白。

2.大疱性类天疱疮

大疱性类天疱疮以老年人多见,以张力性大疱为特点,很少侵犯黏膜。组织病理检查示表皮下水疱,疱内及疱下真皮内有数量不等嗜酸性粒细胞浸润。自身抗体沉积于基底膜带。靶抗原是 BPAG1 和 BPAG2。

3.扁平苔藓

扁平苔藓是一种常见的炎症性疾病,临床上表现为紫红色的扁平多角形丘疹。口腔黏膜损害一般呈网状或者溃疡性。组织学改变与 PNP 苔藓样皮损的组织学改变相似,但扁平苔藓皮损颗粒层楔形肥厚、角化亢进。做 IIF 可容易区别开。

4.重症多形性红斑（Steven-Johnson 综合征）

一般急性发病，与感染、药物和其他因素诱发有关。皮疹泛发，出现水疱、大疱，口腔黏膜、眼结膜等受累。以皮质激素治疗反应良好。免疫学检查易与 PNP 相鉴别。

二、治疗

肿瘤切除前，对糖皮质激素和免疫抑制剂等治疗反应较差。肿瘤切除后，辅以中等剂量泼尼松治疗皮肤损害即迅速好转，黏膜损伤经过一段时间也逐渐恢复，全身状况会明显改善。因此，早期诊断，早期手术切除是本病治疗的关键。

(一)常规治疗

1.支持疗法

由于口腔黏膜的广泛糜烂与溃疡，严重影响进食，患者常在短期内体重明显下降，体质较差，有的出现低蛋白血症，因此术前的支持疗法很重要。给予高蛋白流质饮食，必要时术前输血或蛋白。

2.糖皮质激素

一般术前给予泼尼松 40～60 mg/d。术后给予 40 mg/d，以后视皮肤黏膜好转情况逐渐减量。

3.手术治疗

手术治疗是关键，应及早予以手术切除。由于认识到肿瘤中的 B 细胞能分泌致病性免疫球蛋白，在肿瘤内储存了大量抗体，为了减少和避免手术中瘤体内的抗体释出到患者血循环，因此术中应首先切断肿瘤的血液供应，减少挤压肿瘤。同时在术前、术中及术后给予大剂量静脉内免疫球蛋白，为1～2 g/kg。

4.局部治疗

对症处理。

(二)治疗难点

(1)早期诊断，发现肿瘤是关键。

(2)手术过程中及手术后大剂量静脉给予免疫球蛋白，对防止阻塞性支气管炎的发生至关重要。一旦出现阻塞性支气管炎的表现，则预后不乐观。

(三)特殊用药

手术过程中及术后大剂量静脉给予免疫球蛋白对改善患者预后，预防阻塞性支气管炎的发生至关重要。

第五节 大疱性类天疱疮

大疱性类天疱疮其基本特征是皮肤上出现不易破溃的厚壁水疱,可有口腔损害。目前认为大疱性类天疱疮是一种自身免疫性疾病,其发病机制可能是基底膜带透明板部位的抗原抗体反应,在补体的参与下,吸引白细胞释放各种炎性介质,导致表皮下水疱形成。药物和紫外线可能是致病的诱因。

一、诊断

(一)临床表现

本病多见于60~70岁的老年人,男女发病相当。常在水肿性红斑的基础上发生张力性半球形水疱,疱壁厚,不易破裂,疱破裂后留下糜烂易愈合。有时红斑中央消退,边缘发展并在其上起水疱。水疱可为圆形、椭圆形或不规则形,直径为1~2 cm,疱液可为浆液性或血性。口腔黏膜可出现水疱、血疱和糜烂。极个别可能出现食管和胃黏膜的损害,引起消化道症状。患者有不同程度的瘙痒和烧灼感,一般无全身症状。

(二)实验室检查及特殊检查

1.免疫学检查

直接免疫荧光检查见表皮基底膜带透明层免疫球蛋白呈线状沉积,以 IgG 为主,其次是 IgM 和 IgA,极少数是 IgE 和 IgD,补体成分几乎全是 C3,60%~70%有纤维蛋白和纤维蛋白原沉积。间接免疫荧光检查可见 70%~80%的患者血清中有抗表皮细胞基底膜带的抗体,以 IgG 最多见,IgM 和 IgA 少见。

血清抗体滴度与病情活动度、皮肤和黏膜损害程度之间无平行关系。用免疫沉淀及免疫印迹法能证实类天疱疮抗原(BP Ag)有两种,是由表皮细胞合成,BP Ag1 分子量 240 000,是构成半桥粒致密板的主要成分,BP Ag2 分子量180 000,是一个跨膜蛋白。据新近研究,有 230 000 蛋白抗体阳性组,泼尼松单日剂量明显<180 000 蛋白抗体阳性组。另一报告为结合 165 000 靶抗原的病例临床症状较轻,控制病情所需糖皮质激素量较小,复发时水疱较小。

2.组织病理

水疱发生于表皮下,为单房性。疱顶为正常表皮,疱腔内有嗜酸性粒细胞为主的浸润和纤维蛋白聚集。真皮乳头水肿,小血管周围炎细胞浸润。在重型病

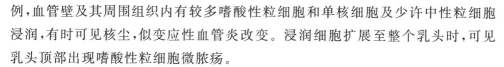

例,血管壁及其周围组织内有较多嗜酸性粒细胞和单核细胞及少许中性粒细胞浸润,有时可见核尘,似变应性血管炎改变。浸润细胞扩展至整个乳头时,可见乳头顶部出现嗜酸性粒细胞微脓疡。

3.电镜及免疫电镜检查

电镜检查可见表皮基底膜模糊、增厚和断裂。水疱位于基底膜带透明板上;免疫电镜检查发现透明层和半桥粒上 C3 和 IgG 呈线状沉积。

(三)诊断标准

(1)临床表现:发生于老年人的张力性水疱或血疱,疱壁厚,不易破裂,尼氏征阴性。糜烂面易愈合。

(2)新鲜水疱活检见表皮下水疱,疱内有较多嗜酸性粒细胞浸润。

(3)直接免疫荧光检查可见表皮基底膜带有 IgG 和/或 C3 线状沉积,间接免疫荧光检查可见患者血清中有抗表皮细胞基底膜带的抗体。

(四)诊断疑点

大疱性类天疱疮临床表现不典型,仅有红斑瘙痒,水疱极少或无水疱时,应取活检协助诊断。

(五)鉴别诊断

1.疱疹样皮炎

在水肿性红斑上发生环形或成群排列的半球形水疱,约绿豆至小樱桃大小,有剧烈的瘙痒。组织病理显示表皮下水疱。直接荧光免疫显示真皮乳头层有 IgA 的颗粒状沉积。

2.寻常型天疱疮

中年好发,在正常皮肤上发生松弛性水疱,疱壁薄,易破,糜烂面不易愈合,尼氏征阳性。组织病理显示水疱发生在基底细胞上方,疱顶由表皮的大部分组成,疱内能见到棘突松解细胞。

3.大疱性多形红斑

大疱性多形红斑多见于年轻人,皮疹为多形性。在水肿性红斑基础上发生水疱,可见到靶样损害。眼、口及生殖器黏膜均可受累,且常较重。起病较急,常有发热等全身中毒症状。组织病理除可见到表皮下水疱外,还可见到基底细胞的液化变性。

4.获得性大疱表皮松解症

获得性大疱表皮松解症多见于老年人,水疱好发在肢端和易受摩擦的部位。组织病理改变亦为表皮下水疱,但以中性粒细胞浸润为主,而非嗜酸性粒细胞浸润。用 1 mol/L NaCl 裂解皮肤作间接免疫荧光检查,本病的荧光沉积发生在分离皮肤的真皮侧,而大疱性类天疱疮的荧光则在分离皮肤的表皮侧。

二、治疗

(一)常规治疗方法

常用泼尼松 40～60 mg/d,水疱停止新发后 2 周可以逐渐减量,其维持量较天疱疮为小,一般为泼尼松 10～15 mg/d,连续服药 2～3 年考虑停药。局部治疗可选 20%紫草油或黄连扑粉,如瘙痒剧烈则可选用激素类软膏外涂。

(二)治疗难点

由于多发于老年人,所以常伴有其他的老年性疾病,如糖尿病、结核病、高血压等。激素会加重和诱发这些疾病,所以尽管大疱性类天疱疮病情较天疱疮为轻,但也会因并发症而造成死亡。在有激素禁忌证的患者,可选用氨苯砜(DDS)100～150 mg/d,或用免疫抑制剂,如雷公藤总苷(30～60 mg/d),硫唑嘌呤(100～150 mg/d),环磷酰胺(100～150 mg/d)。治疗期间应密切观察血、尿常规和肝、肾功能。

(三)新治疗方法及新药

1.血浆置换疗法

对有糖皮质激素禁忌证的或激素治疗效果不佳的患者,可采用该疗法。

2.白细胞去除法

白细胞去除法适用于对糖皮质激素或其他免疫抑制剂有抵抗的或禁忌的患者。该疗法免疫血浆置换法中常出现反跳、低蛋白血症及低血压等不良反应。

3.烟酰胺及四环素

大剂量烟酰胺及四环素口服治疗该病有效,烟酰胺剂量为 1 500 mg/d,四环素为 500 mg/d。对局限型大疱性类天疱疮,可仅用该法治疗,泛发型可加小剂量激素。

(四)特殊用药

环孢素是一种非细胞毒免疫抑制剂,可有效地治疗大疱性疾病,常与糖皮质激素合用,以减少糖皮质激素用量。亦有单用环孢素的报告。由于大疱性类天疱疮患者年龄较大,常用较低剂量,即6～8 mg/(kg・d)。待病情控制后逐渐减量,维持1～2 年可以停用。肾毒性是最主要的不良反应,可出现急性和慢性肾功能不全。其次是神经系统反应、中枢神经系统症状,常并发高脂血症和牙龈纤维增生。

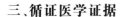

三、循证医学证据

(1)初始泼尼松剂量分别为 0.75 mg/kg($n=26$)和 1.25 mg/kg($n=24$),泼尼松初始大剂量并不优于常规剂量。

(2)等效剂量甲泼尼龙($n=28$)和泼尼松($n=29$)对症状改善率相当。

(3)中度病情(每天新发水疱少于 10 个)外用 0.05%丙酸氯倍他索组($n=77$),初始剂量40 g,一天 2 次,与口服泼尼松组($n=76$)0.5 mg/kg 比较,总生存率、第3周的病情控制率及不良反应的发生率均无差异。重度病情(每天新发水疱多于 10 个):外用 0.05%丙酸氯倍他索组($n=93$)比口服泼尼松组($n=95$),1 年生存率更高,且不良反应更少。

(4)泼尼松($n=13$)加硫唑嘌呤与泼尼松($n=12$)比较:随访 3 年后的死亡率无统计学差异。另一组泼尼松加硫唑嘌呤组($n=36$)与泼尼松组($n=31$)比较,在 6 个月随访后前者在疾病的控制以及不良反应上并不优于后者。

(5)泼尼松加血浆置换组($n=22$)的病情控制程度优于泼尼松组($n=15$)。

(6)泼尼松加硫唑嘌呤组($n=31$)的病情控制程度、死亡率及总不良反应发生率并不优于泼尼松加血浆置换组。

(7)泼尼松组($n=6$)与四环素加烟酰胺组($n=12$)痊愈率和比较病情改善率比较无差异。

第八章

遗传性皮肤病

第一节 遗传性大疱性皮肤病

一、大疱性表皮松解症

大疱性表皮松解症(epidermolysis bullosa,EB)亦称遗传性大疱性表皮松解症(inherited epidermolysis bullosa,IEB),是一组少见的,成谱系的遗传性皮肤病,由于表皮和真皮或连接出现异常。特点是受轻微机械性损伤后形成大疱。有 20 多种不同类型的机械性大疱性皮病,由于遗传方式、临床表现的不同,可见不同的类型,从非常轻微到很严重的残疾,甚至致命。大疱性表皮松解症的电镜观察见图 8-1。

(一)病因与发病机制

1.单纯型 EB

以表皮内裂隙为特征,通常是细胞溶解的结果。所有亚型均与角蛋白 5 和角蛋白 14 基因突变有关。

2.交界型 EB

以透明板内的裂隙为特征。它是由层粘连蛋白-5 基因突变所致。

3.营养不良型 EB

裂隙发生在紧邻致密板下方的锚纤维处。这种亚型是由Ⅶ型胶原基因突变所致。

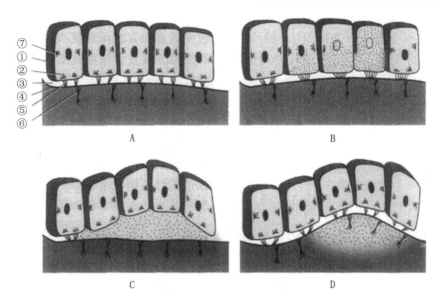

图 8-1 大疱性表皮松解症的电镜观察

A.表皮真皮交界处的正常结构：①基底细胞膜；②半桥粒；③透明板；④锚细丝；
⑤基板；⑥锚原纤维；⑦桥粒。B.单纯型：表皮内大疱，由基底细胞溶解所致。
C.交界型：交界处松解性大疱。D.显性和隐性营养不良型：真皮松解性大疱

(二)临床表现

根据水疱的位置可分为主要的 3 种类型。近年来,超微结构研究表明,各型水疱发生的位置不同(表 8-1)。本组疾病有 3 个共同特征：①皮肤脆性增加；②自发性或轻微创伤后,发生水疱及糜烂；③具有遗传性。

表 8-1 遗传性 EB 的分型及其水疱形成部位

EB 类型	水疱形成部位	
	光镜	电镜
单纯性 EB	棘层下部(EBSS 在角层下方)	基层内(EBSS 在粒层水平)
交界性 EB	表皮下	透明板内
营养不良性 EB	表皮下	致密板下方

注:EBSS 指表浅性单纯性大疱性表皮松解。

1.单纯性大疱性表皮松解症(EBS)

(1)基本损害:手、足、肘、膝等处摩擦后,发生紧张性大疱或水疱,尼氏征阴性,轻度瘙痒,愈后不留瘢痕。

(2)发病特征:为常染色体显性遗传,多在生后 1 年内发病。组织病理示表

皮内大疱。

2.交界型大疱性表皮松解症(EBJ)

(1)基本损害：一般均出现水疱、糜烂、结痂、萎缩性瘢痕(图 8-2)。口腔受累导致小口及舌系带短缩。釉质发育不全和甲营养不良、秃发、食管、上呼吸道受累。

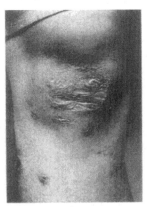

图 8-2　EBJ 基本损害

(2)发病特征：为常染色隐性遗传，发生于新生儿或婴儿。死亡原因包括气道梗阻、败血症及心律失常。

3.营养不良性大疱性表皮松解症(DEB)

(1)基本损害：水疱(尼氏征阴性)、糜烂、结痂、萎缩性瘢痕、粟丘疹、甲营养不良或无甲。一般在出生时即发病。

(2)发病特征。①显性遗传型 DEB：皮肤病变常泛发，大多数无皮肤外受累，仅部分出现食管狭窄。②泛发性 DEB：患者有正常寿命，鳞状细胞癌的发生率不增加。③隐性遗传型 DEB：常泛发，皮肤外病变严重，寿命缩短，皮肤癌的发生率明显增加。隐性遗传性重型 DEB，几乎在所有上皮衬里器官均可发生水疱，假性并指(趾)多见，指(趾)肌肉萎缩、骨质吸收；膝、肘挛缩，关节功能丧失。

(三)诊断与鉴别诊断

患者有遗传史，自幼发病，常有家族史，电镜及免疫组化基因定位进一步明确诊断，蛋白印迹，Northern 印迹，限制性片段长度多态分析(RELP)和 DNA 测序可检测突变的基因。

新生儿和幼儿病例(特别是缺乏家族史者)应与下述疾病鉴别，如单纯疱疹、先天性卟啉病、色素失禁症、其他水疱性疾病和获得性大疱性表皮松解症。

(四)治疗

本病无特效疗法。

1.一般疗法

保护皮肤,防止摩擦和压迫。避免外伤,依据不同类型,疾病严重程度采用治疗方案。对所有类型的EB,治疗包括预防创伤、大疱的减压和防治感染。

2.药物治疗

(1)重组生长因子:可能促进伤口愈合。

(2)苯妥英钠:是一种胶原酶合成抑制药,100 mg,每天3次,但有争议。

(3)维A酸:对胶原酶活性有影响。

(4)维生素E:100 mg,每天3次。

(5)四环素0.5 g,每天3~4次,适用于12岁以上患者。

3.手术治疗

食管狭窄和尿道狭窄需行扩张术,气管喉部病变行气管切开术,软组织挛缩和假性并指(趾)可行组织松解术,长期不愈的糜烂或溃疡应行分层皮片移植。

4.基因治疗

对EB或EB亚型治疗正在探索研究,可参考美国营养不良型大疱性表皮松解症研究协会网站介绍。

(五)预后

预后较差,除了新生儿暂时性大疱性皮肤松解症之外,其余类型的遗传性EB患者均在一生中反复出现水疱和糜烂(愈合缓慢)。

各型EB在理论上均可引起婴儿或儿童死亡率增加,特别是泛发性EB,但Fine等于1994年发现儿童早期死亡的高危性主要局限于泛发性JEB患儿。

二、家族性良性慢性天疱疮

家族性良性慢性天疱疮又名Hailey-Hailey病,为不规则常染色体显性遗传,70%患者有家族史。

(一)临床表现

临床表现常始于青壮年,在红斑或正常皮肤上发生成群的水疱,水疱松弛易破,露出颗粒状增殖的糜烂面或结痂,损害有向周边扩展倾向,由水疱和结痂组成匐行状或环状边缘,中心愈合,留色素沉着,尼氏征多为阳性,有瘙痒或灼痛。好发于颈、腋下、腹股沟,其次为肘窝、肛周、乳房下和躯干。病程慢性,夏季加重,冬季减轻或缓解,愈合不留瘢痕,复发多在原部位,黏膜损害罕见。本病应与寻常型天疱疹、疱疹样皮炎、毛囊角化病相鉴别。

(二)组织病理

棘层松解性裂隙、水疱,棘细胞属不完全松解,故彼此仍连在一起,如倒塌的砖墙,可见绒毛和角化不良细胞。

(三)治疗

避免外界刺激及感染,抗生素(如四环素)、氨苯砜、皮质类固醇均可选用。试用软 X 线照射,病灶切除植皮有良效。

第二节　先天发育异常性皮肤病

一、成人早老症

成人早老症又称 Werner 综合征,是一罕见的遗传性疾病,病因未明,以老化为特征。应与自然老化相鉴别,研究已发现其有结缔组织异常和染色体异常,是常染色体隐性遗传,男女发病率相同。

(一)临床表现

本病有 12 个主要特征:①身材矮小,特殊体型;②灰发症(头发长成灰色);③早秃;④硬化性皮肤异色病;⑤小腿营养性溃疡;⑥幼年型白内障;⑦性腺发育不良;⑧糖尿病倾向;⑨血管钙化;⑩骨质疏松;⑪转移性钙化;⑫同胞易感性。其他特征有喉畸形和尿透明质酸排出增多。杂合子患者唯一可能的表现是灰发症和癌症发生率增加。

特殊体型有时为矮胖躯干、瘦小四肢,呈鸟样外观。皮肤表现为萎缩、硬皮病样斑块、皮下组织消失。皮肤角化常发生于骨隆突处和跖部,常破坏皮肤并形成溃疡。癌症高危性与其他染色体不稳定综合征相同。主要死因为恶性肿瘤、心肌梗死和脑血管意外。

(二)鉴别诊断

成人早老症的一些特征类似于儿童早老症、Rothmund-Thomson 综合征、肌强直性营养不良和硬皮病。儿童早老症的特点是发病较早,缺乏白内障、角化过度、皮肤溃疡和糖尿病。Rothmund-Thomson 综合征发病年龄较小,有特征性皮肤改变(毛细血管扩张、鳞屑形成、皮肤变色)。肌强直性营养不良为常染色体显性遗传,显著肌营养不良和肌强直外貌。硬皮病有其特征性的胃肠道、呼吸道、肾脏和心脏异常表现。

(三)治疗

尚无特殊治疗。处理包括治疗白内障、皮肤溃疡和糖尿病。

二、儿童早老症

儿童早老症亦名 Hutchinson-Gilford 综合征,是一种原因未明的以早老为特征的罕见病,主要影响皮肤、骨骼、心脏和血管。

至 1989 年,世界上已有 70 多例报道。美国的发病率是 1/800 万,男女比例为 1.5∶1。由于患者不能生育,遗传模式的确定非常困难。最可能的方式为常染色体显性遗传伴散发性突变。

(一)病因与发病机制

1.透明质酸代谢异常

由于透明质酸可明显抑制血管生长,故其大量增多可能导致生长障碍和加快衰老。

2.成纤维细胞异常

成纤维细胞的其他异常包括:纤维连接蛋白和胶原蛋白产生增多,细胞生长、有丝分裂活动、DNA 合成和克隆效率降低,以及原癌基因表达异常。

(二)临床表现

1.发病特征

患者在 2 岁左右便停止生长及出现秃发。典型者身材矮小,体重低于正常者。除耻骨区外,其他部位皮下脂肪减少。颅面比例失调(大颅、小脸、钩鼻)形成鸟形貌(图 8-3)。由于软组织萎缩和秃发,头皮静脉显露。由于小眼眶致眼球突出。均有小下颌和迟生的异常牙列。其他常见的表现有毛发稀少、前囟未闭、面中部发绀、薄唇、无耳垂大耳、嗓音高尖。智力正常,性发育不良。

2.皮肤病变

皮肤病变从紧张、光滑到松弛、多皱。此外,可出现硬皮样斑块。这些变化最常见于下腹部、双胁、大腿上部和臀部。受日光照射的部位有时出现色素沉着。1 例患者四肢有许多增生性瘢痕。少汗、指(趾)甲营养不良常见。

3.骨骼发育不良

胸呈梨形,锁骨短小且发育不良。患者呈一"骑马"姿态和蹒跚步态。肢体细小,关节大而僵硬。其他常见骨骼畸形有髋外翻、骨质疏松、骨质溶解、透 X 线的末节指骨。

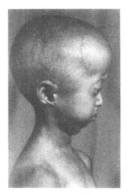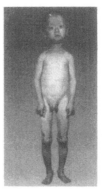

图 8-3　儿童早老症

秃发,皮下脂肪萎缩,头皮静脉显露,鸟样面容

4.系统损害

进行性心血管并发症是主要的死因。患者有明显的动脉粥样硬化伴主动脉瓣、二尖瓣、冠状动脉和主动脉钙化,冠状动脉疾病导致心肌缺血和梗死,心肌纤维化和心肌病亦有报道。平均死亡年龄为 13 岁,最长的活到 45 岁。

(三)实验室检查

实验室检查中唯一恒定的异常实验室检查为高透明质酸尿,代谢、内分泌和血脂研究的结果不一,未能确定染色体缺陷。

硬皮病样皮肤的组织病理检查显示正常或表皮角化过度伴基层黑素增加。真皮增厚伴结构异常和胶原纤维束玻璃样变。毛囊及皮脂腺减少,但汗腺无变化。血管正常或轻度减少,但有时见血管壁增厚。部分皮下脂肪被真皮胶原沉积所取代。

(四)治疗

目前尚无有效治疗,曾有人试用甲状腺和垂体生长提取物、睾酮、硫氧嘧啶(抗甲状腺药)及紫外线照射方法治疗,但均无明显疗效。

三、厚皮性骨膜病

厚皮性骨膜病以头和肢端皮肤增厚,额、颊和头皮深皱纹(回状颅皮),长骨骨膜肥厚,杵状指(趾),以及手足铲状增大为特征,为常染色体显性遗传,但许多病例无明显遗传性。

(一)临床表现

手足增粗、增大、皮肤增厚,呈铲状,常伴有多汗。杵状指(趾)(图 8-4),严重者指(趾)末端呈球状。面部皮肤增厚,皱纹明显,头皮肥厚、折叠,状如脑回(图8-5)。皮脂腺过度增生、脂溢性皮炎和手足湿疹性皮炎常见。

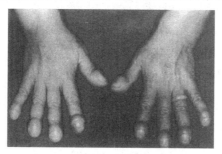

图 8-4　厚皮性骨膜病:杵状指

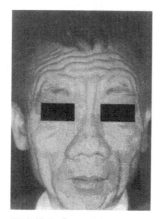

图 8-5　厚皮性骨膜病:面部和头皮皱纹加深

Touraine 等将本病分为 3 型:①完全型,具有本病的全部表现;②不完全型,无回状颅皮,余者同完全型;③顿挫型,无骨膜病变或病变极轻微,有回状颅皮及皮肤肥厚等。

(二)鉴别诊断

本病需与下述疾病鉴别。

1.肢端肥大症

肢端肥大症为功能性垂体肿瘤所致,表现为颅骨、手、足过度生长,可发生舌增大和回状颅皮,蝶鞍拍片异常。

2.回状颅皮

单独的回状颅皮可见于正常个体,约 50% 患者为原发性或特发性。

(三)治疗

无特殊疗法,面部皮肤可用手术矫正。

<h1>第三节　鱼鳞病及鱼鳞病样皮肤病</h1>

<h3>一、鱼鳞病</h3>

鱼鳞病是一组以非炎性鳞屑为特征的遗传性疾病。目前已经发现至少有15个不同的基因与鱼鳞病相关。这些影响鱼鳞病的基因控制结构蛋白、脂质代谢、蛋白分解代谢、过氧化物酶体传送和加工处理及 DNA 的修复。

<h4>(一)病因与发病机制</h4>

发病机制复杂,总的可归纳为两个共同途径(图 8-6):一是角层细胞滞留(如寻常型鱼鳞病、X 性连锁鱼鳞病);二是表皮过度增生(如先天性鱼鳞病样红皮病、大疱性鱼鳞病、Sjögren-Larsson 综合征和 Refsum 病)。鱼鳞病样皮肤病可分为以下几组类型:以皮肤表现为主要特征的先天性疾病;皮肤损害仅是系统性疾病的一个表现;皮损为获得性的。

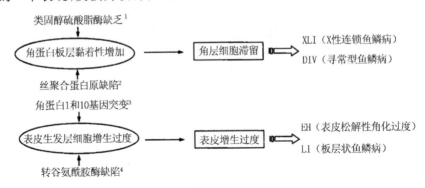

图 8-6　鱼鳞病发病机制

注:1.导致 XLI 的发生;2.导致 DIV 的发生;3.导致 EH 的发生;4.导致 LI 的发生

<h4>(二)分类</h4>

1.先天性鱼鳞病

(1)寻常鱼鳞病:①显性遗传寻常鱼鳞病;②性连锁遗传寻常鱼鳞病。

(2)鱼鳞病样红皮病:①显性遗传先天性鱼鳞病样红皮病(表皮松解角化过度型鱼鳞病);②隐性遗传先天性鱼鳞病样红皮病(板层鱼鳞病、火棉胶婴儿、丑胎)。

(3)红斑性鱼鳞病:①显性遗传可变性红斑角化症;②隐性遗传迂回线状鱼

鳞病。

2.获得性鱼鳞病

鱼鳞病可发生在某些系统性疾病中,如甲状腺功能减退、麻风、重度营养不良、霍奇金病、蕈样肉芽肿、多发性骨髓瘤及癌。

3.伴发鱼鳞病的综合征

Rud 综合征、Conradi 综合征、Netherton 综合征、Sjögren-Larsson 综合征、Refsum 综合征、Child 综合征。

(三)临床表现

先天性鱼鳞病有 4 种主要类型。

1.寻常型鱼鳞病或显性遗传寻常鱼鳞病

(1)发病特征:常染色体显性遗传,常在生后 3~12 个月内发病。分布于背及四肢伸面,下肢尤甚,屈侧常不受累;幼儿可累及前额及面部。无自觉症状,冬季加重,轻症患者仅在冬季表现皮肤干燥;严重者类似于板层样鱼鳞病。夏季减轻,患者可有湿疹、鼻炎和哮喘,部分患者随年龄增长可改善。

(2)皮肤损害:细小、白色鳞屑,呈菱形或多角形鳞屑(图 8-7),对称紧贴皮肤上,其边缘轻度游离,头皮可有糠状脱屑,臀及四肢伸面出现毛囊性角化丘疹,掌跖常有角化过度、线状皲裂和掌纹加深。

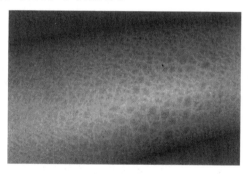

图 8-7 寻常型鱼鳞病

(3)组织病理:可见表皮角化过度,毛囊角栓形成,颗粒层变薄或缺如。真皮正常或血管周围有淋巴细胞浸润。

2.**性连锁鱼鳞病或性连锁遗传寻常鱼鳞病**

(1)发病特征:属隐性遗传,女性杂合子虽常发病,但男性病情较重,患者均在 1 岁之前发病。在温暖、潮湿的气候中,皮损可明显消退。皮损不会随年龄增长而减轻,有时反而加重。

(2)皮肤损害:轻度的全身性鳞屑形成可在出生时存在或在生后立即出现。以颈、面和躯干受累最重;皱褶部位可中度受累,掌跖外观正常或轻微增厚。鳞屑厚、大,呈褐色(图 8-8),黏性较大,间隔以表面正常的狭窄皮肤区。

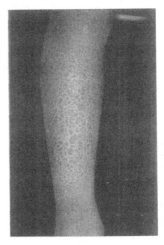

图 8-8　性连锁鱼鳞病

(3)组织病理:表皮轻度增生,粒层正常或稍厚;致密的板层样角化过度亦可出现并能堵塞附属器的开口。

3.板层状鱼鳞病

板层状鱼鳞病又名隐性遗传先天性鱼鳞病样红皮病,非大疱性先天性鱼鳞病样红皮病。

(1)发病特征:常染色体隐性遗传。出生后或生后不久发病,经过缓慢,可持续终生。至成年期,鳞屑仍存在,红皮症可减轻。

(2)皮肤损害:皮损为全身对称性弥漫潮红,上有大片灰棕色或灰白色菱形或多角形鳞屑,中央黏着,边缘游离,重者鳞屑厚如板状或铠甲(图 8-9,图 8-10)。好发于肘窝、腋窝和外阴部。常有掌跖角化过度或眼睑外翻。

(3)组织病理:见表皮角化过度,灶性角化不全,颗粒层和棘层增厚,表皮突延长,毛囊口有角栓。真皮上部血管周围炎症细胞浸润。

4.火棉胶婴儿

(1)发病特征:火棉胶婴儿不是一种疾病,而是许多不同疾病的临床表现。

(2)皮肤损害:患儿在出生时即有一层由增厚的角层形成的火棉胶样外壳覆盖全身,故称为火棉胶婴儿。此膜光亮紧张,无弹性,常使下睑和唇外翻。火棉胶薄膜在生后立即开始脱落,于 15～30 天内全身脱屑,头颅和肢端脱屑最晚。

鳞屑和红斑累及全身,皱褶处亦不例外。

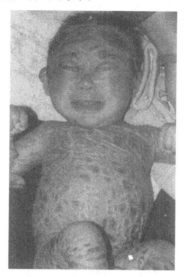

图 8-9 板层状鱼鳞病(一)

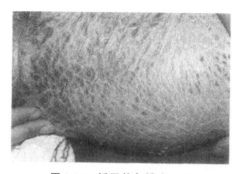

图 8-10 板层状鱼鳞病(二)

5.丑胎

丑胎又名胎儿鱼鳞病。

(1)发病特征:为常染色体隐性遗传,是胶样婴儿更严重的一型,极罕见,大多数患儿为死产或在生后数天至数周内死亡。长期存活者的智力发育似为正常,但生长发育迟缓。

(2)皮肤损害:患儿在出生时有奇异的外貌。僵硬的铠甲包被体表(图 8-11,图 8-12),使面部变形,有严重的睑、唇外翻,以及耳郭缺如和末节指(趾)骨坏疽。铠甲由 2～5 cm 大小的黄褐色角化性斑块组成,黏着牢固,其在生后不久破裂,形成深达真皮的裂隙。

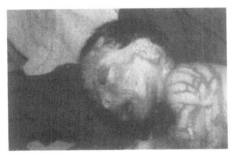

图 8-11　丑胎（一）

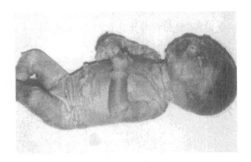

图 8-12　丑胎（二）

6.表皮松解角化过度症

表皮松解角化过度症又称显性遗传先天性鱼鳞病样红皮病或大疱性先天性鱼鳞病样红皮病。

（1）发病特征：好发于四肢屈侧或皱襞部位，因皮损擦烂可继发感染。发病初期数年内可有水疱或大疱出现，以后逐渐减少消失不再发生，但也有持续至成年者。

（2）皮肤损害：出生时即有皮肤发红、湿润、触痛和表皮剥脱，泛发性水疱病数天内可形成厚的疣状鳞屑（图 8-13，图 8-14）。

掌跖有轻至中度增厚，而面部鳞屑较不明显。甲可发生营养不良性改变。

（3）组织病理：见表皮松解性角化过度，颗粒层明显增厚。细胞内水肿致表皮细胞松解，也可见网状空泡化。真皮上部有炎性细胞浸润。

（四）诊断与鉴别诊断

各型先天性鱼鳞病依据临床皮损特征组织病理可以诊断。其鉴别诊断如下。

1.寻常型鱼鳞病

4 种主要类型的先天性鱼鳞病，一些系统疾病的鱼鳞病亚型、获得性鱼鳞病。

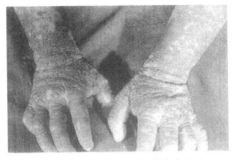

图 8-13　表皮松解角化过度症（一）

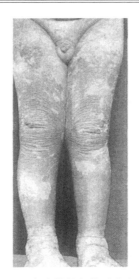

图 8-14 表皮松解角化过度症(二)

2.X 性连锁鱼鳞病

4 种主要类型的先天性鱼鳞病,Conradi 病(点状软骨发育不良),Rud 综合征。

3.板层状鱼鳞病

4 种主要类型的先天性鱼鳞病,相关鱼鳞病综合征。

4.火棉胶婴儿

胎儿鱼鳞病、表皮松解性角化过度。

5.胎儿鱼鳞病

火棉胶儿,严重火棉胶儿可出现显著眼口外翻。

6.表皮松解角化过度症

4 种主要类型的先天性鱼鳞病,遗传性大疱性表皮松解症、色素失禁症、落叶型天疱疮和较厚的角化性皮肤,依电镜才能鉴别。

(五)治疗

1.寻常型鱼鳞病

尚无特效疗法,仅对症处理。润肤剂和温暖、潮湿的大气环境可改善角层水合,有益于治疗。10%乳酸铵软膏疗效显著,亦可用卡泊三醇软膏(50 μg/g)、10%~15%尿素霜或软膏、3%~5%水杨酸软膏、他扎罗汀、阿达帕林、30%鱼肝油软膏或 40%丙二醇水溶液外搽。可服阿维 A 0.5~1.0 mg/(kg·d)或阿维 A 酯0.75~1.00 mg/(kg·d)。忌用碱性强的肥皂洗澡,以免加重皮肤干裂。

2.X 性连锁鱼鳞病

治疗同寻常型鱼鳞病,另可加外用 10％胆固醇霜。

3.板层状鱼鳞病

本型应加强防干燥和抗炎作用,以缓解表皮屏障功能低下引起的水分丢失增多及红皮病。治疗除了应用寻常型鱼鳞病的药物,可加用糖皮质激素软膏,能减轻炎症,系统治疗亦可采用维 A 酸类药物。

4.火棉胶婴儿

患儿须置于育儿箱,保持适当的湿度,防止皮肤皲裂和感染,避免使用角层溶解剂,随着婴儿皮损的改变转变为其他各型鱼鳞,采用相应治疗。

5.丑胎

治疗同火棉胶婴儿,可口服维 A 酸类药物。

6.表皮松解角化过度症

有报道用维 A 酸或 MTX 有效,外用糖皮质激素可减轻症状,须用抗生素控制化脓性感染。

(六)循证治疗选择

湿化浸泡,润滑、霜剂、软膏,局部水杨酸,尿素,乳酸胺,局部维 A 酸,局部他扎罗汀,局部卡泊三醇,系统异维 A 酸,系统阿维 A。

(七)预后

各型鱼鳞病预后不同,长期存在,但多数为良性过程。丑胎常发生死胎或生后不久死亡,部分积极治疗有生存期超过 9 年,长期存活者生长发育迟缓。

二、获得性鱼鳞病

获得性鱼鳞病(acquired ichthyosis,AI)是一种非遗传性皮肤病,且多在成人期发病,其临床表现和组织学变化类似于常染色体显性遗传性寻常型鱼鳞病。本病通常与多种全身性疾病有关,也可能与使用某些药物有关。

(一)病因与发病机制

1.角化过程破坏

当皮肤的角化过程遭到破坏,引起表皮角化过度、鳞屑形成及角质层屏障功能异常时,可发生鱼鳞病。当细胞进入角质层加速或角化细胞在角质层停留过长时,均可引起角质层增厚。

2.基因突变——丝聚合蛋白突变

目前已发现有多种鱼鳞病样皮肤病。这些鱼鳞病样皮肤病均有角化异常。

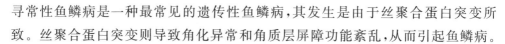

寻常性鱼鳞病是一种最常见的遗传性鱼鳞病,其发生是由于丝聚合蛋白突变所致。丝聚合蛋白突变则导致角化异常和角质层屏障功能紊乱,从而引起鱼鳞病。

3.角质层微环境改变

角化过程是复杂的和多步骤的。在角质层的形成和退变的过程中,需要多种酶的相继参与。角质层的形成和脱落过程必须得到精细的平衡。如形成速度超过脱落速度,将引起角质层的进行性增厚,从而发生鱼鳞病。基因突变或角质层微环境的改变,如含水量改变或细胞间脂质成分改变,均可影响这些酶的功能。

4.皮肤脂质屏障破坏

一些药物,如降胆固醇药物中的烟酸或曲帕拉醇,能破坏皮肤脂质屏障中的关键成分。这突显了一些脂质分子及与脂质分子密切相关的一些酶类在维持角质层屏障的完整性中的重要作用。与脂质分子密切相关的酶类主要包括以脂质分子为底物的酶类(如类固醇硫酸酯酶)和需要脂质分子辅助才能发挥最佳功能的酶类。

5.酶代谢、肿瘤或自身免疫

由于获得性鱼鳞病与多种遗传性鱼鳞病样皮肤病有许多相同的表现,因此,获得性鱼鳞病的临床表现可能与这些关键酶中的任何一种酶受到代谢性、肿瘤性或自身免疫性损害有关。

6.恶性肿瘤

据报道,获得性鱼鳞病可能与多种恶性肿瘤相关。这些肿瘤包括霍奇金病、非霍奇金淋巴瘤、平滑肌肉瘤、皮肤 T 细胞淋巴瘤、多发性骨髓瘤、Kaposi 肉瘤、卵巢癌、乳腺癌、肺癌以及宫颈癌等。当获得性鱼鳞病与恶性肿瘤相关时,其皮损的严重程度常可反映出恶性肿瘤病程的长短。

7.营养缺乏性疾病

据报道,营养不良、吸收不良、必需脂肪酸缺乏、Shwachman 综合征(胰腺功能不全)及乳糜泻均可继发获得性鱼鳞病。

8.传染性疾病

获得性免疫缺陷综合征(AIDS)可并发获得性鱼鳞病。一项研究发现,在117 例 AIDS 患者中,有36 例出现了鱼鳞病或干燥病,而且皮损的加重往往与病情的恶化相一致。

9.药物

西咪替丁可引起获得性鱼鳞病。西咪替丁除了具有抗组胺效应外,还是一种二氢睾酮竞争性拮抗药。该药引起鱼鳞病可能与其抗雄性激素活性有关。氯法齐明可引起获得性鱼鳞病。氯法齐明是一种抗麻风药,当其使用剂量达100 mg/d时,可引起获得性鱼鳞病。降胆固醇药曲帕拉醇和烟酸也与获得性鱼鳞病相关。新型的3-羟基-3-甲基戊二酰辅酶A(HMG-CoA)还原酶抑制药也是引起鱼鳞病和干燥病的少见原因。

(二)临床表现

获得性鱼鳞病最主要的特征为大多于成年期发病,而在其他方面与遗传性鱼鳞病很难区别。临床表现为皮肤出现对称性鳞屑,其严重程度从轻度的皮肤粗糙、干燥到显著的板层状脱屑。鳞屑的颜色可呈白色、灰色至棕色,直径从<1 mm～>1 cm。鳞屑主要累及躯干和四肢,典型鳞屑主要分布于伸侧,而屈侧面较少,受累部位一般下肢比上肢更明显。

获得性鱼鳞病可能的基础疾病见表8-2。

表 8-2　获得性鱼鳞病可能的基础疾病

恶性肿瘤	传染性疾病
霍奇金病	艾滋病
非霍奇金淋巴瘤	HTLV-Ⅰ感染
平滑肌肉瘤	HTLV-Ⅱ感染
Kaposi 肉瘤	麻风
多发性骨髓瘤	神经系统疾病
皮肤 T 细胞淋巴瘤	交感神经切除术
癌症	药物治疗
自身免疫性/炎症性疾病	西咪替丁
系统性红斑狼疮	氯法齐明
皮肌炎	羟基脲
嗜酸性粒细胞性筋膜炎	降脂药
移植物抗宿主病	烟酸
肉样瘤病	羟甲基戊二酰辅酶 A 还原酶抑制剂
营养性疾病	曲帕拉醇
营养不良	罕用药物治疗
吸收不良	丁酰苯
乳糜泻	地西拉嗪
胰腺功能不全	马普替林
必需脂肪酸缺乏症	萘氧啶

代谢性疾病

　　慢性肝功能不全

　　慢性肾功能不全

　　甲状腺功能减退

　　甲状旁腺功能亢进症

　　脑垂体功能减退症

注:LV:嗜人 T 淋巴细胞病毒。

1.匐行性回状红斑

匐行性回状红斑与获得性鱼鳞病可以同时出现,这种现象的可能解释是肿瘤组织分泌的转化生长因子 α 具有促角质形成细胞有丝分裂作用。有趣的是,虽然匐行性回状红斑确实是一种较少见的疾病,但尚无黑棘皮病(一种较常见的角质化副瘤性疾病)与获得性鱼鳞病有关的报道。

2.正圆形秕糠疹

正圆形秕糠疹是获得性鱼鳞病的一种变型。据报道,正圆形秕糠疹与一些恶性肿瘤(如血液系统恶性肿瘤、胃癌、食管癌及前列腺癌)、传染病(如结核)、营养不良、肝脏疾病(肝细胞癌)或肺部疾病有关。正圆形秕糠疹在组织病理学上与获得性鱼鳞病相似,表现为银屑病样增生、致密的正角化以及颗粒细胞层变薄。

3.皮肤 T 细胞淋巴瘤

皮肤 T 细胞淋巴瘤是另一种可能与鱼鳞病样皮病有关的恶性肿瘤。皮肤 T 细胞淋巴瘤以皮肤出现单克隆的嗜表皮 T 淋巴细胞增生为特征。

4.系统性红斑狼疮

获得性鱼鳞病的发生可能与血循环中出现抗丝聚合蛋白原的抗体有关。原因有:①所有的获得性鱼鳞病病例均发生于 SLE 的活动期;②获得性鱼鳞病患者的病理学显示颗粒细胞层减少或消失;③针对 SLE 进行治疗后获得性鱼鳞病皮损会消退。

5.干燥综合征

干燥综合征初期常表现为干燥病。事实上,干燥综合征可出现广泛而严重的皮肤干燥,以致临床上很容易与获得性鱼鳞病混淆。

(三)组织病理

组织学上,获得性鱼鳞病和寻常性鱼鳞病一样,通常表现为致密的或片层状的正角化过度,颗粒层减少或缺如,而棘层厚度正常。典型的病理改变表现为真皮内缺乏炎性细胞浸润,但有时也可观察到表皮萎缩和真皮乳头层有轻度血管周围淋巴细胞浸润。

(四)诊断

对于成年阶段发生的鱼鳞病,应首先排除其他迟发性鱼鳞病,如寻常型鱼鳞病、干燥病、Refsum病,然后才可以考虑获得性鱼鳞病。所有其他遗传性鱼鳞病基本上在13岁之前发病,因而容易与迟发性鱼鳞病相鉴别。一旦诊断为获得性鱼鳞病,应积极寻找其潜在性病因。

(五)治疗

一般来说,水合疗法、润肤霜及角质松解剂均是治疗获得性鱼鳞病的有效方法。

水合作用通过增加角质层对机械力的易损性和增加水解酶的活性而促进脱屑。应用诸如乳酸、羟基乙酸及丙酮酸之类的保湿剂,即可达到上述的水合作用效果。延长沐浴时的浸泡时间也是一种有效增加水合作用的方法,而且沐浴浸泡后应立即使用一些富含油脂的润肤剂(如凡士林、亲水软膏或油膏等)。

一些角质松解剂,如水杨酸、尿素、丙二醇和乳酸等,可促进角化细胞的解聚,因而可用来去除角质层鳞屑。

一旦诊断出基础性疾病,就应对基础性疾病进行针对性治疗。

(六)预后

视基础疾病的纠正和改善而定。

第四节 神经皮肤综合征

神经皮肤综合征亦称斑痣性错构瘤病,是一组以神经和皮肤异常为特征的疾病,可能有共同的胚胎来源,其中大多数为遗传性疾病。

该综合征是源于外胚层组织的器官发育异常而引起的。病变不仅累及神经系统、皮肤和眼,还可累及中胚层、内胚层的器官,如心、肺、骨、肾和胃肠等。临床特点为多系统、多器官受损。常见的有神经纤维瘤病、斯特奇-韦伯综合征(Sturger-Weber综合征)或脑三叉神经血管瘤病和结节性硬化症。

一、着色性干皮病

着色性干皮病(xeroderma pigmentosum,XP)为常染色体隐性遗传,部分为性联遗传,是一种以 DNA 脱氧胸腺嘧啶二聚体切除修复缺陷及极度光敏感、雀斑和皮肤癌为特征的疾病。

(一)病因与发病机制

着色性干皮病是一种罕见的常染色体隐性遗传病,由 DNA 损伤修复缺陷所致。

1.基因缺陷

目前发现着色性干皮病共有 7 个互补组(XpA、XpB、XpC、XpD、XpE、XpF、XpG)和 1 个变异型,其中 7 个互补组与核苷酸切除修复缺陷有关,1 个变异型与跨损伤合成缺陷有关。

2.修复功能缺陷

因于基因的缺陷,使得对 DNA 损伤修复功能缺陷,不能修复被紫外线损伤皮肤的 DNA,而导致皮肤光损伤炎症、皮肤癌发生率几乎是 100%。

着色性干皮病(XP)发病机制见图 8-15。

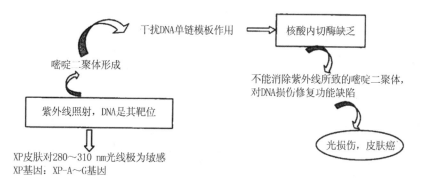

图 8-15　着色性干皮病(XP)发病机制

(二)临床表现

1.光敏感

患者有明显的光敏素质,皮肤对 280~310 nm 的光线极为敏感,特征为暴露部位发生皮损。约 75% 患者于出生后 6 个月至 3 岁开始发病。对光敏感,本病与机体对紫外线照射引起的 DNA 损伤修复缺陷有关。

2.皮肤病变

皮肤损害可分 3 期:①雀斑和干燥期,即面部、双手出现淡棕色至棕色的大小不等斑点,密集分布。颈、小腿、球结膜甚至躯干均可累及,皮肤严重干燥。②放射性皮炎样期,毛细血管扩张,血管瘤,皮肤萎缩,脱色性萎缩斑。结痂、溃疡、疣状物和光化性角化病,尚有水疱大疱,呈皮肤异色病样外观。③恶性肿瘤期,皮肤癌常在 10 岁前发生,如基底细胞癌或鳞状细胞癌(45％)、黑色素瘤(5％)等。皮损好发于暴露部位,80％患者有眼损害,约 2/3 的患者 20 岁以前死亡。应与雀斑相鉴别。

3.皮肤外病变

(1)眼病变:畏光、睑外翻或内翻、结膜炎、角膜炎、角膜薄翳、溃疡浑浊。

(2)神经异常:小头、智力障碍、舞蹈手足徐动症、小脑性共济失调、耳聋。

(3)其他:口腔组织萎缩、癌变,内脏肿瘤,身材矮小,性腺发育不全。

(三)诊断与鉴别诊断

依据近亲婚配史,对日光高度过敏,特征性三期临床表现易于诊断。本病应与雀斑、着色性干皮病、Cockayne 综合征、先天性皮肤异色综合征、Peutz-Jegher 综合征鉴别。

(四)治疗

光防护极为重要,避免日晒,外用遮光剂,如 5％对氨基苯甲酸搽剂或 5％二氧化钛霜。修复 DNA,将 DNA 修复酶导入角质形成细胞中,有报道外用 T4 核酸 V 酯质软膏。使用 1 年显著降低光化性角化过度及基底细胞癌发生。疣状增生损害外用氟尿嘧啶软膏,疑为恶性肿瘤应手术切除。异维 A 酸(每天 2 mg/kg),长期服用可减少皮肤癌发生。

(五)循证治疗选择

避免日晒,当肿瘤样皮损或癌前皮损出现时应行手术切除(如估计皮损为多发性则采取非手术治疗),维 A 酸类药物治疗,将 DNA 修复酶导入角质形成细胞中,磨削术。

(六)预后

大量的病例研究表明,仅 5％的 XP 患者存活至 45 岁以上。当时(1975 年)的平均死亡年龄比一般美国人群者少 30 年,少数患者有正常寿命。癌症、感染和其他各种并发症是死亡的原因,其中以癌症最常见。

二、神经纤维瘤病

神经纤维瘤病(neurofibromatosis,NF)又称多发性神经纤维瘤或 von Reclinghausen 病。本病是由畸变显性基因引起的神经外胚叶异常,属常染色体显性遗传病。损害常累及皮肤、神经系统、骨骼和内分泌腺,可发生一系列先天性畸形、肿瘤和错构瘤。

(一)病因与发病机制

NF 的基因缺陷引起肿瘤抑制功能丧失,导致神经嵴细胞发育异常,而引起本病。NF$_1$型基因位于染色体17q12,NF$_2$型基因位于染色体22q12,缺陷导致皮肤神经、眼、内脏各种病变。

NF发病机制见图8-16。

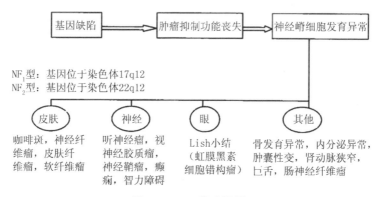

图 8-16　NF发病机制

(二)临床表现

本病可分成两大类型:①经典的von Recklinghausen神经纤维瘤病,简称NF$_1$;②中枢神经纤维瘤病或听神经瘤病,简称NF$_2$,两者均有咖啡斑和神经纤维瘤,但NF$_2$还发生双侧性听神经瘤,而NF$_1$只是部分发生单侧性的听神经瘤。对NF$_1$具有诊断意义的一个特征是色素性虹膜错构瘤(即Lisch结节)。

表现为神经系统、骨骼和皮肤的发育异常。

1.NF$_1$

本型占85％以上的病例,患者表现为泛发神经纤维瘤(图8-17)、咖啡牛奶斑(图8-18)、腋窝雀斑、巨大色素性毛痣、骶骨多毛症、回状头皮和巨毛症。在1/4的6岁以下患者和94％的成年人患者中,虹膜上可见Lisch结节(表8-3)。

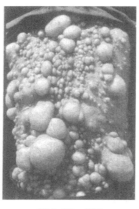

图 8-17　NF

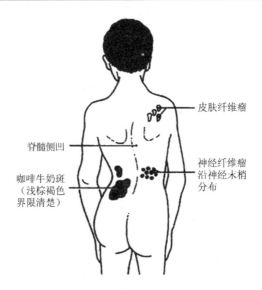

图 8-18　神经纤维瘤的皮肤表现

表 8-3　NF₁ 的主要临床表现

肿瘤	其他特点	肿瘤	其他特点
神经纤维瘤	皮肤	骨病变	脊柱侧弯
	结节		降低高度
	丛状		巨脑
胶质瘤	视神经胶质瘤		假关节
	星形细胞瘤		蝶骨翼发育不良
	多形性胶质母细胞瘤	神经系统	智力障碍
肉瘤	神经纤维肉瘤		癫痫
	横纹肌肉瘤		神经疾病
	蝶蝲瘤		脑积水（导水管狭窄）
神经内分泌肿瘤	嗜铬细胞瘤	纤维病变	纤维肌肉增生症（肾动脉）
	类癌	造血系统肿瘤	幼年性慢性髓样白血病

2.NF₂

即中枢或听神经瘤病，以双侧听神经瘤为特征，通常没有皮肤损害，但神经纤维瘤和神经鞘瘤可能发生。NF₂ 的主要临床表现：①神经鞘细胞病变，如神经鞘瘤（包括双侧听神经）；②脑膜病变，如脑膜瘤、脑膜血管瘤病；③胶质病变，如脊髓室管膜瘤、星形细胞瘤、胶质错构瘤；④其他病变，如球后混浊、大脑钙化。

3.3 型(混合型)和 4 型(变异型)

3 型、4 型与 2 型相似,常染色体显性遗传。

(三)组织病理

色素斑的表皮基底层有黑素沉积增加。肿瘤无包膜,由神经鞘细胞和波浪形无髓神经纤维和网状纤维组成,排列疏松呈旋涡状或螺旋状。

(四)诊断

1.多发性神经纤维瘤(1 型)的诊断标准

具备下述两项即可确诊,具备一项为可疑诊断。

(1)咖啡牛奶斑≥6 个,最大直径>5 mm(青春期前个体)或>15 mm(青春期后个体)。

(2)腋窝或腹股沟区雀斑。

(3)任何类型神经纤维瘤≥2 个或 1 个丛状神经纤维瘤。

(4)Lisch 结节≥2 个。

(5)视神经胶质瘤。

(6)独特的骨性损害,如蝶骨翼发育不良或长骨皮质变薄,伴有或不伴有假关节。

(7)多发性神经纤维瘤(1 型)的一级亲属。

2.多发性神经纤维瘤(2 型)的诊断标准

具备下述一项即可确诊。

(1)用适当影像技术见到双侧听神经瘤。

(2)有多发性神经纤维瘤(2 型)的一级亲属和下述任一:①单侧听神经瘤;②下述两种病变,如神经纤维瘤、脑膜瘤、神经胶质瘤、青年型后囊下晶状体混浊。

(五)治疗

1.皮肤损害治疗

(1)皮肤神经纤维瘤:手术切除,但邻近组织可发生新皮损;电干燥法或激光(CO_2、Nd：YAG)每次可治疗 100 个以上皮损;面部皮损可用磨削术治疗,但较深损害可复发。

(2)丛状神经纤维瘤:外科手术治疗。

(3)咖啡牛奶斑:手术切除、皮肤磨削和激光(脉冲染料、YAG、红宝石)均可选用,由于复发率至少达 50%,故应优先选择激光治疗。

2.系统损害治疗

(1)酮替芬:由于神经纤维瘤常有丰富的肥大细胞,而肥大细胞分泌物可能促进肿瘤生长,故用酮替芬(肥大细胞阻滞药)(1 mg,每天1~3次)治疗可使患者瘙痒和疼痛减轻、肿瘤生长减慢。

(2)神经胶质瘤、嗜铬细胞瘤及神经发育障碍、内分泌障碍,请有关专家会诊决定治疗。

3.矫形外科

脊柱侧弯胫骨弓形突出,面部不对称整形。

(六)循证治疗选择

外科切除,CO_2激光汽化,透热法,酮替芬,法尼酰基转移酶抑制药,维A酸。

(七)预后

凡发病早而增长快者表示预后不良,而广泛波及泌尿道、胃肠道或中枢神经系统者也提示预后差。妊娠有时可致原有损害很快发展并有新损害发生。

三、结节性硬化症

结节性硬化症属常染色体显性遗传,是外胚叶和中胚叶细胞遗传性程序性增生所致,可累及皮肤、中枢系统、心脏、肾脏和其他器官,最主要的是皮肤损害、智力缺陷、癫痫三大特征。属于错构瘤样增生。

(一)病因与发病机制

结节性硬化症是由两种不同基因的突变所致(图8-19):位于9q34的TSC1和位于16p13的TSC2,它们分别编码肿瘤抑制蛋白hamartin(错构蛋白)及tuberin(薯球蛋白)。这两种蛋白可以相互作用,是细胞生长及增殖的重要调节因子。患者基因呈现杂合性丢失,而使肿瘤抑制基因功能丧失,导致多器官错构瘤和组织构成缺乏,引起皮肤损害、癫痫、智力缺陷三大特征。

(二)临床表现

1.皮肤损害

皮肤损害多在幼年出现,也有至青春期才发生者。

(1)面部血管纤维瘤:或pringle皮脂腺瘤,发生率47%,常在5岁前出现。为特征性损害,表现为针头至黄豆大较硬的丘疹,表面光滑,呈黄色或棕红色,并常有毛细血管扩张。镜下可见有增生的结缔组织和血管、皮脂腺或不成熟的毛囊。皮损密集对称分布于两颊、鼻、鼻唇沟及颏部,也可见于眼睑、前额(见前额斑块)等处。

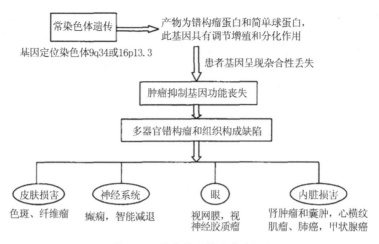

图 8-19　结节性硬化症发病机制

（2）前额斑块：是一种大的血管纤维瘤，前额及头皮有硬的纤维瘤样斑块；颈周及腋部有软的带蒂的纤维瘤。

（3）甲周纤维瘤：Koenen 瘤，发生率 20％，10 岁后出现，为一种指状突起的肿物。类似纤维瘤见于嘴唇、上腭和牙龈（见牙龈纤维瘤）。

（4）叶状白斑：是一种色素减退斑，见于 90％ 患者，有 3 种类型（图 8-20）。①多角形斑，0.5～2.0 cm；②叶状白斑（图 8-21），1.0～3.0 cm，为本病最典型病损；③五彩纸屑样斑，1～3 mm，在 Wood 灯下最易发现。

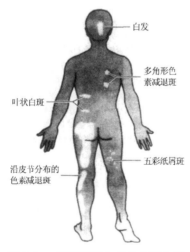

图 8-20　结节性硬化症的各型白斑

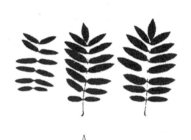
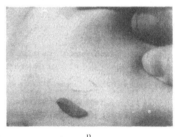

A   B

图 8-21　结节性硬化症

A.桉树叶；B.叶状白斑

　　(5)鲨革样斑：即结缔组织痣，发生率约50％，常在2～3岁内出现1～8 cm，为真皮结缔组织组成，腰、骶部可有鲨鱼皮斑，是一种不规则增厚高起的软斑块。

　　(6)其他：咖啡牛奶斑、皮赘、痣、黏膜纤维瘤、牙凹陷，以及头发、眉毛和睫毛变白亦可出现，但无诊断意义。

　　2.系统损害

　　(1)神经系统损害有智力迟钝以致痴呆，但智力也可正常。多数患者有癫痫史，癫痫发作常在2岁前。患者可有精神改变，多在6岁前或随癫痫而出现。

　　(2)颅内"结节性"肿瘤是神经胶质瘤，直径可达3 cm，年龄大时往往发生钙化。

　　(3)肾脏，有肾囊肿和血管肌脂瘤。

　　(4)心脏，心横纹肌瘤。

　　(5)眼部视网膜晶状体瘤。但多数患者仅表现一个症状，而尸检病变只局限一个器官者却甚少。

　　(三)实验室检查

　　系统损害相关检查包括神经系统、眼科、脑电图、心电图、肾脏、头胸 CT 及头 MRI。Wood 灯检查色素减退斑，其发射波峰 360 nm 的蓝光，可被表皮色素吸收，若此处不含色素，则呈无色素表现而有别于周围皮肤。

　　(四)诊断与鉴别诊断

　　本病典型者诊断不难，但早期及不完全型的诊断有时较难。凡有下列条件之一可予诊断：①面部血管纤维瘤或皮脂腺瘤；②视网膜晶状体瘤；③智力发育迟钝或癫痫，或两者皆有，以及家族中有①或②项者；④智力发育迟钝、癫痫和放射学检查证实有颅内局限性钙化。此外叶状白斑、鲨鱼皮斑、甲周纤维瘤的存在以及婴儿痉挛经 ACTH 治疗无效均应疑有本病。鉴别诊断在面部皮损时尚须与毛发上皮瘤、皮脂腺腺瘤相鉴别。

(五)治疗

遗传咨询,监测并发症。脑部损害有皮质结节、白质异常和室管膜下结节,CT 和 MR 可显示,由神经科处理。皮脂腺瘤可用冷冻或激光治疗,手术切除、环钻切除、皮肤磨削,对于体内肿瘤有时须手术治疗。

(六)预后

本病的预后取决于器官的受累情况及其病变程度。在一组 49 例死亡病例报道中,47% 者死于脑畸形(10 例肿瘤,13 例严重智力障碍并发症)。肾病变占死亡原因第二位。

四、斯特奇-韦伯综合征

斯特奇-韦伯综合征又称脑-三叉神经血管瘤病或 Sturge-Weber 综合征,多为散发病例,部分为常染色体显性或隐性遗传。临床主要表现面部三叉神经分布区域内有不规则血管斑痣,癫痫样发作,偏瘫,智力减退,青光眼等。

(一)病因及病理

本病发生在胚胎发育的不同阶段,外胚层及中胚层结构有不同程度的发育障碍,导致皮肤、软脑膜、硬脑膜及颅骨的血管系统发育异常。

主要表现。①面部血管瘤:为毛细血管扩张;②软脑膜的血管瘤:通常发生于面部血管瘤同侧的顶枕区,病变部位脑膜增厚,血管瘤下的脑皮质萎缩、钙化、胶质增生。

(二)临床表现

1.神经系统症状

约 90% 的患者有癫痫样发作,多为面部血管瘤对侧肢体部分性发作,全身性发作较少见,偶有复杂部分性发作,30%~50% 的患者有对侧肢体轻瘫,部分患者有智力减退,包括精神不集中、记忆减退、语言障碍、行为改变等。

2.皮肤症状

皮肤血管瘤一般出生后即可发现,呈红葡萄酒色或紫红色扁平血管痣,压之不褪色,多为单侧,也可双侧,常沿三叉神经第Ⅰ支范围分布,偶可累及Ⅱ、Ⅲ支分布区,严重者可累及面、颈部及躯干,少数可累及口腔黏膜,其分布不随年龄增长而改变。

3.眼部症状

36%~70% 的患者可出现眼部疾患,包括青光眼、偏盲、角膜血管翳、晶状体混浊、视网膜血管瘤等。

（三）辅助检查

头颅平片可显示特征性脑回双轨状钙化影，CT 检查可显示皮质萎缩及钙化，MRI 可见软脑膜血管瘤。

（四）诊断

根据典型的面部血管瘤、癫痫样发作、智力减退、青光眼等可做出临床诊断，头颅平片、CT、MRI 可协助诊断。

（五）治疗

无特殊治疗，主要为对症治疗，包括控制癫痫发作、治疗青光眼、预防血管出血；面部血管瘤可行整容手术或激光治疗。

五、视网膜小脑血管瘤病

视网膜小脑血管瘤病又称 von Hippel-Lindau 综合征（von Hippel-Lindau syndrome，VHL），是一种以小脑的血管网状细胞瘤伴发视网膜血管瘤为特征的神经系统遗传病。

（一）病因及病理

本病呈常染色体显性遗传，致病基因定位于 3p25，是一种肿瘤抑制基因。50%～70% 的患者有视网膜血管瘤，常伴有小脑、延脑、脊髓血管瘤，小脑血管瘤通常位于一侧小脑半球，多数位于小脑蚓部或第四脑室底部，幕上者罕见。也可伴有肝、肾、胰囊肿或肿瘤，肿瘤可出现炎症、出血、钙化等病理改变。

（二）临床表现

较少见，发病年龄在 20～30 岁。常见症状有眩晕、呕吐、头痛、视盘水肿等颅高压症状，伴眼球震颤、共济失调等；视网膜血管瘤常位于视网膜周边部，多为单发，1/3 双眼发病，表现为视力下降、视网膜出血，甚至失明；部分患者有皮肤色素痣，咖啡牛奶斑等，少数可伴有肝、肾、胰囊肿或肿瘤。

（三）诊断

CT、MRI 可显示小脑实质囊性病灶伴壁结节强化，结合临床表现可做出诊断。

（四）治疗

可行外科手术切除小脑血管瘤，早期手术治疗预后较好。

参 考 文 献

[1] 王宝玺.皮肤病与性病诊疗常规[M].北京:中国医药科技出版社,2020.

[2] 辛德辉.皮肤科疾病诊断与治疗方法[M].北京:中国纺织出版社,2021.

[3] 党林.新编皮肤性病学[M].开封:河南大学出版社,2021.

[4] 万俊增.实用皮肤病性病图谱[M].北京:人民卫生出版社,2021.

[5] 徐丹,吕乐春,起珏.皮肤病诊疗指南图文解读[M].昆明:云南科技出版社,2021.

[6] 刘国厚.皮肤及性传播疾病中西医诊疗与防治实践[M].北京:中国纺织出版社,2020.

[7] 王鹏,符磊,陈浪.皮肤科医师处方手册[M].郑州:河南科学技术出版社,2021.

[8] 翟翊然.现代皮肤性疾病综合治疗[M].天津:天津科学技术出版社,2020.

[9] 王雷.皮肤病理学[M].南京:江苏凤凰科学技术出版社,2021.

[10] 辛德辉.皮肤科疾病诊断与治疗方法[M].北京:中国纺织出版社,2021.

[11] 杨志波.中医皮肤性病学[M].上海:上海科学技术出版社,2020.

[12] 罗玮,张旭,王明.现代皮肤病与性病学[M].昆明:云南科技出版社,2020.

[13] 陈军生.皮肤性病与皮肤美容学[M].长春:吉林科学技术出版社,2020.

[14] 吴自勤,胡素叶.皮肤病辩证思维及临床经验[M].长春:世界图书出版公司长春有限公司,2022.

[15] 杨志波.中医皮肤性病学[M].上海:上海科学技术出版社,2020.

[16] 马勇,刘庆芬.认识皮肤病[M].上海:上海交通大学出版社,2022.

[17] 崔存柱.皮肤科疾病诊治[M].北京:科学技术文献出版社,2020.

[18] 李红毅,陈达灿.皮肤病学[M].北京:科学出版社,2020.

[19] 郑茂荣,杨延龙.郑氏中西医结合治疗皮肤病经验集[M].郑州:河南科学技术出版社有,2022.

[20] 侯贻魁.临床皮肤科疾病诊疗[M].北京:中国纺织出版社,2020.

[21] 靳培英.皮肤血管炎类疾病诊断与治疗[M].北京:人民卫生出版社,2022.

[22] 张小平,陶波.现代面部皮肤美容技术[M].南昌:江西科学技术出版社,2020.

[23] 董秀平.皮肤病诊断与治疗方法[M].天津:天津科学技术出版社,2020.

[24] 茅伟安,茅婧怡.临床皮肤病中西医结合诊疗手册[M].北京:科学出版社,2022.

[25] 丁小洁.临床皮肤病的治疗技术[M].重庆:重庆大学出版社,2020.

[26] 韦无边.新编皮肤专科诊疗精粹[M].天津:天津科学技术出版社,2020.

[27] 肖国仕,高积慧,陈露霞,等.皮肤病诊疗手册[M].郑州:河南科学技术出版社,2019.

[28] 王侠生,张学军,徐金华.现代皮肤病学[M].上海:上海大学出版社,2019.

[29] 姚树兰.现代皮肤性病诊治精要[M].沈阳:沈阳出版社,2020.

[30] 白彦萍,王红梅.常见皮肤病的中医特色治疗[M].北京:人民卫生出版社,2020.

[31] 贺东杰,胡章一,常晶.实用皮肤病与性病学[M].北京/西安:世界图书出版公司,2019.

[32] 马寒,赖维.皮肤病临床及组织病理图谱[M].广州:广东科技出版社,2019.

[33] 尚庆毅.皮肤病与性病的检验诊断与临床[M].合肥:安徽科学技术出版社,2019.

[34] 张朝霞,庞静,张雪青,等.51例面部化妆品接触性皮炎的斑贴试验和光斑贴试验结果分析[J].中国麻风皮肤病杂志,2022,38(9):599-603.

[35] 刘福来,李志萍,孟箭.牙源性口底蜂窝织炎伴颈胸部坏死性筋膜炎1例报告[J].中华老年口腔医学杂志,2021,19(3):153-156.

[36] 冯萍萍,李婷婷,赵娟,等.荨麻疹患者生活质量心理状态及趋化因子和炎症因子的表达水平研究[J].新疆医学,2021,51(3):254-257.

[37] 周绍荣,沈宇弘,潘琼,等.箍围法合蒲丁合剂内外兼治下肢急性丹毒48例[J].上海中医药杂志,2021,55(2):68-70.

[38] 任安艳,傅晓凤,宋晓文,等.阿替普酶溶栓治疗后继发口舌血管性水肿1例报道[J].医学理论与实践,2022,35(17):3057-3058.